"十四五"国家重点出版物出版规划项目

智慧医院建设实践与指南

主　编　程　楠

副主编　陈中阳　贾岱祥　李晓莉

编　委（按姓氏笔画排序）

丁学智　鹤壁市人民医院

朱国重　河南省卫生健康人才中心

刘　倩　中共郑州市委网络安全和信息化委员会办公室

陈中阳　创业慧康科技股份有限公司

李晓莉　郑州市中心医院

张司露　阜外华中心血管病医院

赵燕燕　河南省肿瘤医院

祝　亮　永城市中心医院

贾岱祥　创业慧康科技股份有限公司

程　楠　河南省人民医院

中国科学技术大学出版社

内 容 简 介

　　本书从智慧医院的概念、发展历程、顶层设计方法、建设方案、实施与运维等多个方面进行阐述,全面介绍了智慧医院建设的理论基础和实践经验。全书共分为七章,首先概述智慧医院的概念、特点和意义;其次详细阐述了智慧医院建设的总体框架和设计方法,并以信息系统基础设施为主题,介绍有关智慧医院基础设施的建设策略,以及主流的智慧医院应用系统;然后围绕智慧医院全生命周期管理的实施与运维,全景展现了从项目论证、采购流程、项目管理、项目监理、信息安全和系统运维保障等的全过程管理方法;最后分别从智慧医院的管理、服务和临床三个方面,深入探讨了智慧医院建设的应用场景和实践经验。

　　本书适合医务工作者、医院管理者参考使用。

图书在版编目(CIP)数据

智慧医院建设实践与指南/程楠主编. —合肥:中国科学技术大学出版社,2024.6
ISBN 978-7-312-05977-3

Ⅰ. 智… Ⅱ. 程… Ⅲ. 智能技术—应用—医院—建设—指南 Ⅳ. R197.32-62

中国国家版本馆 CIP 数据核字(2024)第 088091 号

智慧医院建设实践与指南
ZHIHUI YIYUAN JIANSHE SHIJIAN YU ZHINAN

出版	中国科学技术大学出版社
	安徽省合肥市金寨路 96 号,230026
	http://press.ustc.edu.cn
	https://zgkxjsdxcbs.tmall.com
印刷	安徽国文彩印有限公司
发行	中国科学技术大学出版社
开本	787 mm×1092 mm　1/16
印张	9
字数	213 千
版次	2024 年 6 月第 1 版
印次	2024 年 6 月第 1 次印刷
定价	40.00 元

前　言

在当今社会,医疗行业正面临着前所未有的挑战和机遇,随着信息技术的飞速发展和人们健康意识的提高,传统的医疗模式已经无法满足现代社会的需求,因此,智慧医院建设为医疗行业创新发展的重要方向。本书旨在深入探讨智慧医院建设的理论与实践,为相关领域的研究者、医院管理者和医务工作者提供有益的参考和指导。

智慧医院建设是医疗行业转型升级的关键环节,它借助先进的信息技术手段,提升医院的管理水平、服务水平和综合实力,为患者提供更加便捷、高效、安全的医疗服务。本书从智慧医院的概念、发展历程、顶层设计方法、建设方案、实施与运维等多个方面进行阐述,全面介绍了智慧医院建设的理论基础和实践经验。

本书共七章。第一章介绍了智慧医院的概念、特点和意义,分析了智慧医院的发展趋势和未来方向。第二章详细阐述了智慧医院建设的总体框架和设计方法,包括信息战略规划、信息架构设计、业务流程设计等方面。第三章以信息系统基础设施为主题,为读者提供有关智慧医院基础设施的建设策略和注意事项。第四章简要介绍了主流的智慧医院应用系统,并以实际项目经验为例展示了部分业务系统建设上线过程中的难点和重点。第五章和第六章围绕智慧医院全生命周期管理的实施与运维,全景展现了项目论证、采购流程、项目管理、项目监理、信息安全和系统运维保障等的全过程管理方法,并以现阶段大型医院频繁面临的新院区或新系统建设为主题,简要展示了有关复杂大型业务系统切换的实施保障方法。第七章分别从智慧医院的管理、服务和临床三个方面,深入探讨了智慧医院建设的应用场景和实践经验,旨在为读者提供具有可操作性的指导和建议。

本书的撰写得到了众多专家学者的支持和帮助,他们为本书提供了宝贵的资料和案例,为保证本书的质量和实用性做出了重要贡献。在此,我们对上述专家学者以及所有参与本书撰写的人员表示衷心的感谢。

　　我们希望通过本书的出版,能够为智慧医院建设与实践提供有益的参考和借鉴,推动医疗行业的持续发展和进步。同时,也欢迎广大读者对本书提出宝贵的意见和建议,以便我们在今后的研究中不断完善和提高。

编　者

2023 年 11 月

目　　录

第一章　智慧医院的概念和发展历程

如何利用技术辅助推动医疗业务的进步，伴随着医学发展至今都是一个重要的命题。智慧医院的建设的过程，代表着医院利用技术赋能医疗服务的发展过程。文献资料显示，早在1897年苏州博习医院（现苏州大学附属第一医院）便引进了国内第一台用于诊疗目的的X光设备，开启了我国早期西医的医技应用历史，而后北京协和医院于1934年购买了一台IBM公司生产的穿孔卡制表机用于病案整理，这均是我国医院运用早期计算机技术的实践。智慧医院的概念是一种技术理念不断迭代后的产物，与过去所有的医疗手段变革与医学技术革新一样，在于如何利用"技术"帮助医院能够更快、更好地提供医疗服务。

进入20世纪中期后，伴随着微芯片技术的提高和计算机计算能力的增长，现代意义的医院信息化技术开始了其延续至今的迭代与发展。

第一节　激荡五十年：早期医院信息化发展与新形势下的建设

随着信息技术在各行各业的蓬勃发展，催生了以医院等医疗卫生机构为主要购买方的医疗卫生信息化的细分行业（Healthcare Information Technology，HIT）。文献资料与行业共识显示，医疗卫生信息化的建设被认为从20世纪70年代开始，至今也已有50多年的时间，这50多年间发生了许多里程碑式的事件，奠定了当前医疗卫生信息化的发展基础。

一、早期信息化探索阶段

20世纪后半叶，被誉为"医学信息之父"与"医学信息先生"的美国医学博士Morris F. Collen，作为医疗信息技术系统的创始人曾经为早期的医疗信息化系统下过定义："利用电子计算机和通信设备，为医院所属各部门提供病人诊疗信息和行政管理信息的收集、存储、处理、提取和数据交换的能力并满足授权用户的功能需求的平台"，而医学信息学[①]也于同

---

① 医学信息学（medical informatics），也称为医药信息学，是一门新兴的医学与计算机科学的结合科学。

一时期逐渐成为当时的一大新兴学科。在全球范围内,美国、日本、欧洲等发达国家与地区,尤其是大学医院及医学中心,在20世纪70年代纷纷着手开始研发各类医疗信息化系统,这也在全球范围内形成了医学信息学形成与发展的基础。

而我国现代意义上的医院信息化的发展,最早可追溯到同期的20世纪70年代。1973年,北京日坛医院(现中国医学科学院肿瘤医院)计算机室成立并引进一台国产441-B Ⅱ晶体管计算机,开展全国肿瘤疾病死因调查数据统计处理;同一时期,南京军区总医院(现东部战区总医院)于1978年购置了国产小型机DJS-130并开始在药品管理业务上的业务探索,这些早期的信息化尝试为全国更多的医院进行信息化建设开创了探索性的先河。

在这个最初的摸索阶段,囿于技术局限性与经济性,各行各业的计算机技术和网络技术都尚未得到普及,不仅全国范围内仅有极少数的大型综合医院具备信息化建设的条件,系统也均以单机单用户为主,跨科室与跨部门信息传输需求无法实现,每一个系统均是一座"信息孤岛",而功能也较为单一,且主要解决的是医院管理上的问题,仅仅实现诸如人员工资计算、门诊与住院的费用管理、药库管理等辅助性功能。在这个阶段,能够掌握计算机技术的人才较为稀缺,计算机对于当时的广大医务工作人员而言更是陌生。

二、黎明之前的有益尝试

进入到20世纪80年代后,随着网络技术的逐渐成熟,网络投入使用并带来了一系列的变化,小型局域网络的搭建让医院信息化需求能够进一步得到满足,开始出现自主开发的小型网络管理系统,让住院管理、门诊计价和收费发药等场景应用得以运转起来。随后,特别是1990年伊始,贯穿医院整体的信息化系统开始出现,初步探索贯穿医疗信息、经济核算以及物资耗材等医院核心需求的信息化系统的建设,这个时期也是医院信息系统[①]初见雏形的时刻。例如,解放军沈阳军区总医院(现解放军北部战区总医院)在这个时期完成了单机版的医院医疗信息管理系统,实现了依托计算机的护理医嘱管理、日常办公管理、药房管理和收费管理等功能,并于1993年在全军进行推广,由此在军队卫生系统首创了统一规范医疗信息、统一推广计算机软件、统一超级汇总的新局面。

1995年,有着医疗卫生信息化行业发展历程中最为重要的两个里程碑——国家"金卫工程"项目的启动与"军字一号"项目的立项。前者为原卫生部计算机领导小组牵头推动的一项由国家统一规划、统一标准、统一组织实施,并将信息科学、计算机技术、网络通信技术集中于医疗卫生领域的大型"国字号"工程,旨在建立起一套包括卫生服务、医疗保障、卫生执法监督等强大功能的现代化国家卫生信息系统,而后者则是解放军总后勤部卫生部(现中央军委后勤保障部卫生局)开始与惠普公司开展合作,并在解放军总医院(解放军第三〇一医院)与解放军南京军区第九八医院(现解放军陆军第七十二集团军医院)历时一年半开发出"军惠医院信息系统"(即"军字一号";两院分别研发高级版与普及版)。

---

① 医院信息系统:即HIS(Hospital Information System),此处指的是狭义的HIS系统,单指面向医院内部管理,尤其是收费和物资管理为主的信息系统。

这一最早的标准版本 HIS 系统,虽然在其推广过程中一波三折,同时固然也存在着不少问题,然而在经历了解放军南京军区福州总医院(现解放军联勤保障部队第九〇〇医院)、解放军第二五一医院(现解放军陆军第八十一集团军医院)等部队医院作为分批试点医院其系统上线后运行良好,随后解放军驻香港部队医院实现首次在境外的应用,以及期间武警部队各医院完成广泛的应用等重大里程碑之后,"军字一号"依然在行业内被普遍认为是随后医院信息化发展十年探索起步期的标志,也成为了医院广义 HIS 系统的滥觞。

三、新世纪曙光下的发展

正逢世纪之交,全国各地综合实力较强的大型医院,尤其是沿海地区的医疗机构,当时各医院内或许还未被正式冠以"信息科"名号的计算机室等部门的地位开始逐渐上升,并组织各科室、各一线医护人员进行集中的计算机培训工作。

新千年伊始,医疗卫生信息化进入十年探索起步期,在"金卫工程"在各省、市的落地与"军字一号"系统在各地不断实现定制化落地与系统功能改造的经验基础上,医院信息化系统的功能开始逐渐丰富,不断根据各类型医疗机构的实际业务需求也衍生出了更多的应用系统,局部应用向全院级多系统应用发展、以收费管理为主的数据融合,同时开始应用围绕划价计费的初级面向临床的应用。总体来看,医院信息化系统进一步向医院各部门延伸,整个行业的信息化面貌比起 20 世纪 90 年代来说已有了较大的变化。

与此同时,临床信息系统(Clinical Information System,CIS)的概念也随着医院信息化对临床业务实现更广泛的覆盖而蓬勃发展,基于对医护人员临床活动的支撑与辅助,对病人的临床医疗信息实现收集与处理,并在此基础上衍生出了诸如检验科信息系统(Laboratory Information System,LIS)、放射科信息系统(Radiology Information System,RIS)、电子病历(Electronic Medical Record,EMR)以及影像归档和通信系统(Picture Archiving and Communication Systems,PACS)等面向临床业务的信息化系统。例如,湖南医科大学附属湘雅医院(现中南大学湘雅医院)与中日友好医院分别于 1996 年与 1998 年即建立起了较为初始形态的信息化远程会诊中心,开始将信息技术常识运用在临床诊疗的业务开展当中,成为了国内医院较早将面向临床业务的信息化系统付诸使用的案例。2002 年 4 月,原卫生部颁布了行业内第一部关于信息化系统应用标准《医院信息系统基本功能规范》,对医院信息系统的功能进行了初步界定,医院信息化建设也自此开始具备了一定的标准化指引。也正是在这个时期,电子病历的概念逐渐成为整个医院信息化建设中的核心,而电子病历系统也在整个医院信息化建设体系中占据了核心的地位。HIS 与 CIS 系统的概念差异见表 1-1。

表 1-1　HIS 与 CIS 系统的概念差异

HIS	CIS
以医院为中心	以患者为中心
人流/物流/财流数据	患者诊疗数据
实现医院现代化管理	提高医疗质量管理
面向事务管理	面向医疗过程
医院各级管理人员	一线医务人员

2003 年,非典型病原体肺炎(SARS)疫情来势汹汹,暴露了当时不少医疗卫生信息化建设的问题,特别是信息数据的不通畅导致在与疫情救治抢时间的过程中十分被动,这也让国家与各医疗机构再次认识到医疗卫生信息建设的重要性和紧迫性。

2010 年 2 月,原卫生部印发《电子病历基本规范(试行)》,其对于电子病历定义为:"医务人员在医疗活动过程中,使用医疗机构信息系统生成的文字、符号、图表、图形、数据、影像等数字化信息,并能实现存储、管理、传输和重现的医疗记录,是病历的一种记录形式。而使用文字处理软件编辑、打印的病历文档,不属于本规范所称的电子病历。"可见,这一时期对于电子病历的定义尚停留在临床信息"记录"上,更类似于"病历电子化"的初步要求。

2017 年,国家卫生健康委员会印发了新的《电子病历基本规范(试行)》,其中增加了对于电子病历系统的定义,即"(电子病历系统是指)医疗机构内部支持电子病历信息的采集、存储、访问和在线帮助,并围绕提高医疗质量、保障医疗安全、提高医疗效率而提供信息处理和智能化服务功能的计算机信息系统",从此开始即实质上明确了"为什么要建设电子病历为核心的医疗系统",以及"以电子病历为核心的医疗系统要实现什么功能"等各方核心关注的问题,电子病历系统的建设目的以及建设方向也随之逐渐明晰。

第二节　智慧与智能:当前智能化趋势与智慧医院的建设

从 2017 年开始,从国家部委到各个地方政府开始以"高频率、强决心"的模式密集发布医疗信息化政策,"电子病历"与"智慧医院"等字眼也愈加频繁地出现在了此后发布的政策文件当中,而智慧医院的三大范畴——"智慧医疗""智慧服务"与"智慧管理"也逐渐浮现。

一、智慧医院的"三位一体"与"国字号"高质量发展

2019 年 3 月,时任国家卫生健康委员会医政医管局副局长焦雅辉在委例行新闻发布会答记者问环节,即明确指出了智慧医院的范围主要包括三大领域,分别是面向医务人员的

"智慧医疗"、面向患者的"智慧服务"和面向医院管理的"智慧管理"。此后,随着 2021 年国务院办公厅《关于推动公立医院高质量发展的意见》、国家卫生健康委员会《关于印发公立医院高质量发展促进行动(2021—2025 年)的通知》等政策文件的密集发布,正式将这三大领域定义为"三位一体"的智慧医院建设和医院信息标准化建设,以政策文件的形式,将此前较为松散、独立的《电子病历系统功能应用水平分级评价方法及标准》《医院智慧服务分级评估标准体系》《医院智慧管理分级评估标准体系》与《医院信息互联互通标准化成熟度测评方案》等针对医院信息化水平测评的诸多标准有机组合起来,并有机结合"国考"(即国家卫生健康委员会每年度组织的公立医院绩效考核)、医院等级评审与省级数字化医院评审等标准最终形成体系化与规范化的信息化建设评判体系,医院信息化建设也因此在 21 世纪 20 年代掀起了新的一轮浪潮。

广义来讲,随着行业内外的技术革新与理念发展,智慧医院的概念进一步延伸到从前期医院建筑规划设计与楼宇智能化设计等范畴(如全过程 BIM 应用、楼宇设备自控等),到后期医院如何实现高质量的现代化运营管理模式、新形态服务供给拓展等理念(如医养结合服务体系、个人全生命周期健康管理等),这也对医院信息化设计提出了更为宽泛、更高标准的综合能力的要求。

值得关注的是,目前行业内时常提及的"一体化"概念,实质上也在随着技术的迭代、理念的更新与需求的变化而随之变化。例如,从早期单机单系统的使用者希望能够在"一部电脑"上实现多个功能的实现(而非单纯用电脑进行文档记录或计算),逐步发展到希望通过"一套系统"解决不同科室、不同部门的信息同步与数据交互(而非借助 3.5 英寸软盘拷贝、光盘刻录等方式),到现在更希望在"一个界面"中完成更便捷的操作、"一个体系"内完成更广泛的互联互通。毕竟,用户的需求一直都在变化,而技术的迭代永远都不会停止,智慧医院的未来发展永远有无限可能。

二、智慧医院的本土化实践

虽然"智慧医院"的概念,经过了这十几年的发展在国内已经生根落地并且实现了其概念的本土化,但溯其本源其实是属于舶来品。2009 年,美国医疗健康论坛上首次出现了"智慧医院"这一概念,并提出建设智慧医院的目标是将智能技术广泛应用于医院各个科室和部门。时至今日,"智慧医院"的概念无论是在过去与当下,还是在国外与国内的实践与内涵,存在着许多相似之处与发展上的一脉相承,但又因为不同的实际国情与政策因素又产生了许多分支概念与内涵差异。

日前,在美国《新闻周刊》发布的"全球最佳智慧医院(2023)"排行榜中,梅奥诊所(Mayo Clinic-Rochester)、麻省总医院(Massachusetts General Hospital)、约翰·霍普金斯医院(the Johns Hopkins Hospital)三家美国医院领衔榜单前三。对于众多北美与欧洲的智慧医疗服务机构而言,人工智能、远程医疗与"更智能"是极其重要的三个"智慧化"因素。例如,斩获"全球最佳医院(2022)"榜单第一名的美国梅奥诊所,即基于新技术的一体化应用推出针对新冠高危患者的远程医疗平台,患者居家即可获得慢性病恶化照护、癌症照护与输液等医疗服务，同时，医院基于 AI 学习 40 多万人次就诊记录后建立了血液管理系统，减少 1/3 的异体输血，缩短 15% 的住院时间，显著减少卒中、静脉血栓形成或紧急呼吸问题等严重住院事件。在智慧医院总体设计与建筑智能化方面的最佳实践，比如主院区位于加拿大多伦多的亨伯河医院（Humber River Health），被誉为"北美第一家全方位数字化医院"，其在智能化建设方面的最大特点可以总结为"有思维""能感知"与"可执行"，其中，深度应用了室内定位系统（Real Time Location Systems，RTLS）将定位标签总规划容量达到了 27000 余个，可实现所有医护路径的可追溯以及医疗资源优化管理，其智慧化自动化执行体系能够基于智能化配药系统可根据医嘱系统自动进行配药，并按照病区位置由自动导航物流车送至各病区。

当视角转回国内，我们发现在中国的医疗卫生信息化进程当中，智慧医院的建设理念与实现路径不仅具备一定的特殊性，也呈现出了与国外医疗机构重点的差异性。详细而言，如果说我国的数字化医院阶段是集中解决医院各类信息的产生、传输、交互及应用问题，开始强调数字化服务形态在医疗服务过程中的中心作用，并且数据本身开始在业务中发挥重要支撑作用，那在近年来国内智慧医疗的概念兴起后，则是在医院"信息化"建设初成体系、实现初步的业务、服务与管理的"数字化"后，进而针对各类数据的更加深层次的挖掘，以及如何立足于医院本身去为各方创造新的价值，即"服务形态"重要于"技术手段"以及"普惠服务内涵"偏重"高端医疗供给"。智慧医院的内涵在于除了传统技术的延续与迭代外，将更加倡导"数据价值大于系统应用""智能化医疗服务成为主要目的""个人健康服务是医疗服务的终极目标"，同时多元化的智能技术引入、数据要素的深入挖掘以及更可及的"价值医疗①"服务理念的落地将是目前以及未来一段时间的必然发展趋势。

随着我国医药卫生改革持续深入，公立医院高质量发展方兴未艾，医疗卫生事业"十四五"规划落地步入深水区，原有的医疗服务体系在新要求、新标准下不断被打破重构，智慧医院的建设也不断丰富着新的内涵，多元化的技术引入和应用是必然发展趋势。加之适用于医疗卫生行业的新技术、新理念层出不穷，前有云技术、大数据、移动互联网与医疗物联网等成熟应用，后有人工智能、边缘计算与自然语言处理 NLP 等前沿探索试点，如何在新技术的赋能下让智慧医院能够在以患者为中心以及以电子病历为核心的基础之上，进一步释放智慧医疗的可能性、丰富智慧服务的多样性以及提升智慧管理的精准性，充分发挥数据要素的应用内涵，则是当下每一位医疗卫生信息化从业者所需要积极思考的问题。

三、智慧医院的现在与未来

诚然，在近年全国智慧医院建设过程当中，以"三位一体"与互联互通等标准评级为主的结果来看，呈现出较大的地区能力差异、认知深度差异以及发展效能差异。例如，以电子病

---

① 价值医疗的概念最早由美国哈佛大学商学院管理学教授 Michael Porter 于 2006 年提出，主要强调提升医疗质量和医疗效果和降低医疗费用。在中国，价值医疗也被诠释为人民健康的整体性、协调性、可实现性三者的实现。

历评级所反映出的智慧医疗能力来看,2021年电子病历系统应用水平全国平均级别达3.83级,其中仅北京、上海、江苏、浙江、河南、新疆等省区的平均等级达到了4级及以上[①],可以看出,一方面三级公立医院更加重视以电子病历为核心的医院信息化与智慧化建设,医院的综合实力普遍来说决定了其在智慧医疗方面的投入力度与关注高度;另一方面则仍有大量省市、县域医疗机构在智慧医疗方面因为各类原因导致发展较慢、投入较少,综合导致了全国平均级别仍未达到较为理想的4级水平。因此,对于我国绝大部分城市中的医疗机构,特别是在"强基层、重县域"的国家指引与要求下,紧扣"三位一体"智慧医院与院内外互联互通等信息化建设标准的发展方针仍将在一定时间范围内作为核心工作推进,也将是绝大多数医院所面临的信息化建设挑战。

对于发挥着领军作用的综合实力较强的各地医疗机构,既集聚了优质的人才资源与建设资金,也有着国内外最为前沿的医院管理与发展理念、新技术探索与实际落地所要求的数据要素与能力要素,也自然而然扮演着我国智慧医院发展的先锋军与引领者角色。普遍来看,目前已有个别医院在实现了较为完善的信息化体系后,积极拥抱以移动互联网服务、智慧5G+医疗、医疗物联网与可穿戴设备、人工智能辅助为主的新技术落地应用,在业务上实现了临床医疗智慧化、服务上实现便民惠民智慧化以及在管理上实现科学运营智慧化,在智慧医院的建设上跻身世界一流。

未来,随着智慧医院内涵的持续深化,无论是智能化与智慧化拔高上已经达到一定水平的医疗中心,还是仍在信息化建设标准对标对表阶段的医院,都将在未来面临着不断迭代的技术与不断蜕变的理念所带来的新情景与新挑战。在此背景下,麦肯锡咨询公司[②]提出了五大要素以定义未来智慧医院的发展,即:跨机构互联互通、自动化高效运营、全流程重塑体验、大数据驱动决策与持续性创新机制[③],构建整合信息系统,完善配套支持体系。在逐步去中心化的医疗服务体系中,智慧医院专注于核心业务,以灵活高效的方式与其他医疗机构互联互通。被数字化赋能的医护人员将为患者提供更高质量的诊疗、更好的就医体验,并持续不断推动医疗服务创新。这也将是未来数十年间,基于目前的智慧医院信息化建设基础之上,医疗机构需要深入思考、拥抱变化的关键认知。

第三节　智慧为人民:建设智慧医院的意义和目标

无论是在建设智慧医院的统筹规划阶段还是在整个建设过程当中,从根本上来说,人民群众的生命健康是首位,可以说,一切建设的终极目的都是从全方位提升对人民群众健康的

---

① 参见国家卫生健康委员会《关于2021年度全国三级公立医院绩效考核国家监测分析情况的通报》(2022年11月)。

② 麦肯锡咨询公司,即 McKinsey & Company,全球最大、行业内实力最强的咨询公司之一。

③ 参见《麦肯锡白皮书　未来已来:智慧医院发展之路》(麦肯锡咨询公司,2019年)。

服务。那么,智慧医院的建设发展至今,为了人民群众能够享受到更为优质的医疗服务,同时在服务供给当中提供更加智能化、智慧化的服务,让群众能够更加具有"获得感",能够在每一家"智慧医院"里获得"更贴心、更舒心、更放心、更安心"的综合医疗服务,让我国更多的人民群众能够获得更多可及的、普惠的、高水平的医疗服务,实质上就是智慧医院建设的终极意义。为了实现这一高质量目标,智慧医院的建设中必须考虑到医疗服务效率,保障医疗安全与质量,同时促进医院与患者之间的沟通与服务供给的便捷性,在管理运营上要时刻注重效率与方法,时刻"回头看",同时在技术上要实现广域的数据互通与业务互联,编织起覆盖临床、服务、管理等多维度业务的"智慧网"。

一、提高医疗服务效率

智慧医院信息系统的建设,充分应用新的信息技术,实现流程优化,为此需要优先考虑实现医护一体化、门诊住院一体化、临床医技一体化、移动固定一体化、院内院外一体化等方面应用,全面提升医院服务水平和患者就医体验。

一方面是以医护人员为主体,即医护人员作为医疗服务的核心生产力,应充分尊重医护人员的需求,通过人性化、便捷、完善的系统功能设计,减少不必要的操作,让其更加专注于临床业务的开展,提升其工作效率和满意度,如通过单点登录,可让用户一次登录,即可使用多个系统和功能;完善的系统和数据集成整合,可让用户在不同系统间共享操作上下文,实现"一键操作",无需多次重复点选病人;在医护人员之间、门诊住院之间、临床医技部门之间、固定工作站和移动终端之间,可充分共享病人的临床诊疗数据,提高效率、减少差错;不同院区间的转院区、转检等,可做到院区和部门间的数据充分共享,在一体化的系统中可直接查阅对方的空床情况、医生排班情况、医技检查预约状态等,病人的入出转、病案管理、就诊信息管理等,以服务临床为本质,方便医生为出发点,优化流程简化手续,避免非临床医疗的无关操作。

同时,以电子病历为核心,构建完善的临床信息系统,人性化的临床数据展示,支持即时和优化的床旁即时数据收集、临床决策支持以及患者安全管理。符合工作流程以及病历保存的需要,采用以病患为中心的、整合的互操作技术。有效地解决临床服务流程闭环管理和临床信息再利用问题,其目的是通过标准化的信息整合平台实现科研数据分析、临床质量监控、区域化信息共享等目标。在方便医生、护士、药剂师、医技操作师、医技诊断医生等医疗服务人员获得全面的病患信息的同时,为医疗服务人员提供科学的临床质量管理和临床决策支持,以提升临床质量、减少医疗差错、提高临床工作效率、提高医护人员工作满意度。

综合来看,智慧医院的建设首先能够实现诊疗全程数字化管理,医疗资源数字化管理,患者关怀数字化管理。对于以患者为中心的医疗服务而言,对患者实现全程关怀服务,从诊前、诊中和诊后每一个环节都能实现数字化的服务;以医嘱为主线:实现闭环医嘱管理功能,对诊疗实现全程的数字化处理。其次,完善的临床信息系统,便捷安全的移动应用,在智慧医院的建设效益中尤其突出。临床业务以医嘱为核心,构建完善的临床信息系统及其信息融合,人性化的临床数据展示,高效及时的床边数据收集,以及贴合临床需求的准确快速的临床数据展示,满足临床决策和患者安全要求。

全流程可追溯的电子病历系统是医院信息化发展的重要里程碑,应进行各分类信息系统或科室信息系统之间工作流集成和数据集成,拓展医护信息系统到床旁,实现移动医疗服务。

医疗数据中心需要解决异构系统的数据集成,并具有标准的数据集和术语支撑、主数据管理、数据交互和消息传递。

医护工作站(如住院医生工作站、住院护士工作站、门诊医生工作站、移动护士工作站、移动医生查房工作站等)作为数据表现层,需要体现集成带来的信息优势和方便快捷的特点。

临床信息系统,如医学影像、检验、电生理、内镜、手术麻醉、重症监护等系统,应能提升临床科室和职能部门的业务效率和质量,打造数字化影像中心和数字化手术室,同时能够方便和人性化地在医生工作站上得到展示,以提高工作效率和医疗质量,以标准的形式归档到临床数据中心,为构建真正的电子病历奠定基础。

二、加强医疗安全质量

建设智慧医院体系,构筑起事前、事中、事后全流程医疗质量管理,保障患者安全,是为加强医疗安全质量最为关键的效益。为保持医疗机构的医疗质量与患者安全,政府要求医院与科室都要建立健全质量与安全监控机制,推动医疗质量安全的持续改进。包括如下方面:

(1)有医疗质量管理和持续改进方案,并组织实施;

(2)建立与执行医疗质量管理制度、操作规范、诊疗指南;

(3)坚持"严格要求、严密组织、严谨态度",强化"基础理论、基本知识、基本技能"培训与考核;

(4)建立医疗风险防范确保患者安全的体制,按照规定报告医疗安全(不良)事件与隐患缺陷,不隐瞒和漏报;

(5)医院、职能部门、各临床与医技科室的质量管理人员能够应用全面质量管理的原理,通过适宜质量管理改进的方法及质量管理技术工具开展持续质量改进活动,并做好质量改进效果评价;

(6)定期进行全员医疗质量和安全教育,牢固树立医疗质量和安全意识,提高全员医疗质量管理与改进的参与能力;

(7)建立医疗质量控制、安全管理信息数据库,为制订质量管理持续改进的目标与评价改进的效果提供依据。

可以说,医疗质量是医院现代化管理的核心,医疗安全管理是医院管理的重要组成部分,也是医院生存和发展的基础。医疗质量和医疗安全成为各级卫生行政管理部门和医院必须予以重视和解决的紧迫问题。医疗质量与安全也是医疗改革的重点与难点。如政策也强调了要建立起完善的、适合我国国情的医疗质量管理与控制体系,促进医疗质量管理与控制工作的规范化、专业化、标准化、精细化,改善医疗服务,提高医疗质量,保障医疗安全,关注医疗质量的持续改进,实施持续性的医疗质量评价监测。

三、实现医疗数据互通

智慧医院的建设需求除了"三位一体"为核心的建设,基于信息集成平台实现医疗数据的在院内与院外的互联互通也将成为一项核心的效益。随着医院信息化建设的不断发展,软件系统规模变得越来越大,使得一个软件开发商包揽一个医院的所有信息子系统变得越来越困难。这就需要提供一个集成平台,以解决医院信息系统所包含的临床信息系统、医院管理信息系统等系统的集成问题。

为实现各业务系统信息互联互通,如果采用全部推倒重建的方法,就有可能浪费大量的资金,并引起业务震荡。因此,目前行业内惯用的做法一般而言是本着充分利用现有资源的基本原则,建设医院信息平台。通过集成平台的建设尽量减少不必要的重复建设。医院原有的各业务系统和信息系统通过集成平台提供的接口实现整合,实现数据资源和服务的互通。

医院信息平台的建立是医院信息系统建设发展的新要求,医院信息平台是一个开放的系统,具有适应各种政策、技术、业务发展的能力,遵循信息标准化的软件系统都可以接入到平台,并通过平台实现数据集成和应用集成,降低了业务系统间的高耦合性。通过建设医院信息平台,将原先分布在各业务系统中的信息交换整合到医院信息平台,实现医院各个科室之间、医院之间信息的互联互通,最大限度地方便患者就医、方便医院一线医护人员工作、方便各类管理人员分析决策。

此外,建设医院信息平台,可以据此重新规划医疗资源,实现诊疗流程再造,提高医院运作效率,提升医院的整体服务能力,有效解决就诊"三长一短"现象;建立统一的门户信息,为患者的全面医疗健康信息的保存、传递、查询提供有效的数据;对数据的快速实时查询。把优化患者就医流程作为以患者为中心的切入点,充分应用各种成熟技术(如磁卡、条形码、因特网和手机短信等),建立统一的服务窗口、呼叫中心、门户网站等,通过信息平台实现服务前移、预约管理、导诊单服务、提醒服务、咨询管理和投诉管理等,着力解决诸如门诊"三长一短"等现象,全面提升为患者服务的质量。

智慧医院信息集成平台主要由基础功能、数据集成服务、业务协同集成服务、应用门户集成服务、平台应用和外部接口等部分构成,并建立临床数据资源库、运营数据资源库、科研数据资源库三大数据库,按照标准延伸生成临床共享交换文档,按照医院数据挖掘利用需求,构成数据仓库,并根据医院临床知识服务建立临床知识库,实现智慧医院内外数据集成、信息共享、互联互通及医院大数据应用、临床决策支持应用、管理决策支持应用。

同时,支撑医院信息体系平稳运转,建立一个标准化、集成化的统一数据资源中心,达到信息资源广泛共享、互联互通的目的。统一数据资源中心要求面向临床、管理、患者服务等多方面形成专题数据中心或数据库,对内集成临床信息系统、医院管理信息系统等信息,对外连接医保、公共卫生、区域卫生、社区卫生等多个信息系统的数据,实现医院信息的统一汇集和整合。

四、促进医患互动交流

患者是医院服务的中心,是医院存在的前提,因此医院的信息化建设也要围绕着以患者为中心的理念来开展,不断提高患者的满意度,缓解日趋紧张的医患关系,全心全意为患者服务。因此,将"以病人为中心"将融入医院的经营理念,通过预约挂号、预约检查、优化门诊流程,减少排队等候时间。优化住院结算流程提高患者体验。通过患者端移动应用实现自助预约、网上候诊、移动支付、报告推送等提高服务效率和质量。智慧医院建设完成后一般可依托患者服务的专项信息平台,可以将自助服务系统、互联网线上服务、移动支付等内容纳入进来,能够建立起医院与患者之间的沟通桥梁,帮助患者实现以下内容:

(一)触手可及的卫生服务

医疗机构作为患者健康、医疗服务的主要提供方,随着越来越多的患者对线上服务的需求逐渐增加,医疗服务方式也应趋于多样化、互联网化,如线上提供预约挂号、诊间支付、候诊提醒、检验检查报告查询等服务,在患者、医生和医院三者间构建线上线下一体化的医疗生态服务链条,使患者就医更方便、医患交流更便捷、医疗服务更可及,真正打通医疗服务的"最后一公里"。

(二)缩短就诊环节,减少排队时间

由于我国医疗资源相对匮乏并且分配不均,加以患者对基层卫生机构缺乏信任,导致大医院人满为患,看病难的问题日益严重,医患矛盾不断加剧。繁琐的诊疗流程不仅使得患者苦不堪言,也使得医院就诊环境持续恶化。基于此,将健康咨询、预约挂号、排队叫号、支付、检查检验报告查询等业务上线成为大势所趋。部分就诊流程上线可以明显缩短缴费环节,减少患者排队时间,优化就医体验。

(三)增加支付方式,优化支付体验

第三方支付平台的快速发展对医疗健康机构的支付方式提出了新的挑战,更多的用户开始倾向于手机支付。针对于这一变化,相关机构不应该默守成规,而应该积极拥抱变化,与第三方支付机构开展合作,在传统支付的基础上丰富支付方式,优化用户支付体验。

为进一步扩展患者服务应用,应建设门诊护士站预约系统,扩展门诊预约平台的预约方式,使患者不仅可以在窗口预约还可以在护士站预约,避免患者来回奔波,减少排队等候时间,使患者获得更加舒适便捷的诊疗体验。

五、提升医院管理效率

从管理角度出发,通过智慧医院的建设以信息手段实现医院经济独立核算、行政统一管

理;加强临床质量管理与控制,减少医疗差错;改进、优化医疗流程,提高临床工作效率;改善综合运营管理,提升决策分析能力,从而实现医院业务"信息化、规范化、精细化"。

通过信息平台实现全过程、全环节的信息采集和流程控制,数据采集和处理应遵循如下原则:① 一致性:保证数据只有一个入口,做到数据一次录入,多处共享;② 完整性:系统具有多级数据校验和质量控制,包括程序级的数据完整性验证和数据库级的数据完整性验证。

智慧医院的建设的一大效益,则是面向医院管理者实现相关业务全流程电子化,全新的管理知识库建设及应用,结合信息化数据采集、统计、分析、辅助决策的功效,通过建立强大的管理数据仓库、综合绩效评价和辅助决策支持等系统,医院管理决策完全建立在科学的基础上,全面提升医院管理和决策水平。建立面向医院管理层的决策分析系统,及时监控医院运行的各项关键指标,及时掌握医院动向;健全财务管理和成本管理,加强绩效管理和人力资源管理。

参考文献

[1] 王馨荣.博习医院"宝镜新奇"与我国第一台 X 光机[J].钟山风雨,2009(4):2.

[2] 陈明雁.北京协和医院信息化建设之路[EB/OL].(2015-06-09)[2023-08-14].https://ims. pumch. cn/detail/9656. html.

[3] 白利峰.医院信息化建设在医院管理中的应用研究[J].中国医药指南,2012,10(36):2.

[4] 李小华,周毅,赵霞.医院信息平台技术与应用[M].北京:人民卫生出版社,2017.

[5] 唐继志,朱国清,王小合,等.医院信息系统与社区卫生信息系统资源共享性研究[J].中华现代医院管理杂志,2005,3(4):321-323.

[6] 徐祖哲.溯源中国计算机[M].北京:三联书店,2014.

[7] 王思晗.智慧医院的前世今生(上篇)[EB/OL].(2020-06-02)[2023-08-20].https://www.cn-health-care.com/article/20200602/content-537448.html.

第二章　智慧医院的顶层规划

　　智慧医院信息化建设如同大脑中枢,是一把手工程。智慧医院的建设规划不仅涉及医院全局的方方面面,也是决定医院建设和发展方向的全局性战略。智慧医院建设对于医院,会产生牵一发而动全身的效应,也是一个涉及医院全局性的连续性、不断迭代、持续更新的系统性工程,因此智慧医院建设需要做好系统性的顶层策划。如何进行智慧医院的战略定位,怎么定位,哪些需要定位,等等,值得致力于智慧医院建设的人们认真思考。

第一节　战略方向:正确设立智慧医院的战略定位

　　智慧医院建设范畴,不仅限于"智慧服务、智慧医疗、智慧管理三位一体",而且是涵盖医院的医疗服务、临床管理、科研教学、后勤管理、运营管理和外部互联互通等所有方面的智慧化建设。智慧医院建设范畴则涉及医院几乎所有方面的建设,不仅包含所有医院信息化建设内容,还涉及医院建筑功能布局与建筑智能化,涉及医院学科布局与流程规划的智慧化调整,涉及医疗服务模式的智慧化变革,涉及医疗装备设备智慧化建设,涉及医院后勤设施和后勤运营管理的智慧化,涉及医院人事管理、财务管理和运营决策的智慧化建设,还涉及医院的医疗、科研、教学工作和管理的智慧化建设等。

　　智慧医院建设,会对传统的医疗保健服务模式和流程带来颠覆性的变革,进而会影响医院的空间功能布局、医疗设备的配置和功能布局,影响医疗、教学、科研的功能布局和工作及管理模式,影响医院后勤设施建设和运营管理的模式,甚至还会影响医院的人事体系和运营管理机制。通过智慧医院的建设,医院发展可以有机会实现弯道超车,应用人工智能、大数据、物联网、通信技术等新一代信息技术赋能医院,全面或局部提升医院医疗服务、临床管理、科研教学、后勤管理、运营管理和外部互联互通等方面的能力,打破医院的层级固化局面。因此智慧医院建设需要用战略性的眼光,做好战略性的顶层策划。

　　智慧医院的战略定位问题。如何进行智慧医院的战略定位,怎么定位,哪些需要定位,等等,首先要充分理解和认识智慧医院的基本概念和内涵,才能准确进行战略定位。其次,要结合医院自身的信息化实际情况,外部的市场环境、当前的技术发展趋势以及结合顶层设计方法论,制定符合发展需求的技术架构、技术路线、应用架构、业务规划等。再者,需要进行战略定位的是智慧医院建设要有切实可行的实施步骤、实施方法、保障举措、人才培养等落地设计。医院应尽早主动开展智慧医院建设顶层策划,系统指导医院智慧化建设。

第二节 战术方法:智慧医院设计的策略及方法

智慧医院建设是一个庞大的系统性工程,设计过程中应结合项目自身特点,从顶层统筹规划,协调各方面资源,明确智慧医院的整体建设思路及重点建设方向。智慧医院业务应用领域包括基础设施、医疗服务、临床管理、科研教学、后勤管理、运营管理和外部互联互通等多个方面,涉及领域覆盖面广;技术支持方面包括基础网络技术、信息安全技术、人工智能技术、5G通信技术、互联网技术、物联网技术等,技术应用复杂。因此,无论是基于业务应用领域还是技术应用情况,智慧医院设计都应从顶层进行统筹规划考虑,理清智慧医院设计整体架构。

同时,医院智慧化建设涉及医院多个部门,包括医院基建办、信息科及各业务科室、总承包单位、设计单位、相关配套设备厂家等,涉及单位数量多,协调难度大。医院作为信息化建设的需求提出方及最终使用方,从规划之初便需统筹协调相关单位主要人员,并邀请行业信息化专家、行业主流医疗设备厂商等共同对智慧医院建设整体思路进行深化,把握智慧医院的重点建设方向。

一、政策导向

医疗行业是典型的政策驱动型行业,政策是智慧医院建设的核心驱动力,智慧医院的顶层规划需借助相应科学的政策。在卫生信息化各个阶段,政府部门均能及时出台相应的规划,推动我国卫生健康信息化快速和持续发展。2003年,原卫生部发布了《全国卫生信息化发展规划纲要(2003—2010年)》,这是首个针对全国医疗卫生行业信息化的部级规划文件。此后"十二五""十三五"与"十四五"等多个时期,均出台了相应的规划指导文件,2021年国家发布的《"十四五"规划和2035远景目标纲要》要求在智慧医疗等重点领域开展试点示范,标志着我国智慧医院建设进入了全面高速发展的阶段。同年10月,国家卫生健康委医政医管局在《关于印发公立医院高质量发展促进行动(2021—2025)的通知》中正式提出围绕智慧医院分级评估体系,建设电子病历、智慧服务、智慧管理"三位一体"智慧医院信息系统的顶层设计理论,并提出到2025年建成一批发挥示范引领作用的示范医院的建设目标。

在智慧医院建设标准和规范方面,相关部门逐步出台了电子病历、医院信息化、医共体信息化等方面的建设标准和规范,并针对电子病历、信息互联互通、智慧服务、智慧管理发布了相应的评价标准,一方面旨在建立、完善智慧医院相关标准体系,评估医院的建设成效;另一方面通过评级提高不同级别医院对智慧医院建设的重视,推动智慧医院建设标准的落地与应用。对于"互联网＋"、5G、物联网等新技术应用也及时出台了指导意见,为其在卫生领域充分发挥作用提供了政策支撑。

在信息安全方面,国家至今已颁布了《网络安全法》《数据安全法》《个人信息保护法》等信息保护方面的法律。针对健康信息安全,卫生行业2018年、2022年分别发布了《国家健康医疗大数据标准、安全和服务管理办法(试行)》和《医疗卫生机构网络安全管理办法》,为健康信息保护提供了政策保障。

二、市场环境

随着我国医药卫生体制改革的不断深化,卫生信息化建设作为医改的重要组成部分,得到了快速有序发展。目前,医疗机构信息化水平和程度越来越高,在优化就医流程、改进医疗质量、提高服务效率、保障医疗安全等诸多方面发挥了十分重要的作用。同时,随着计算机技术和网络技术的迅猛发展,以及人们医疗需求的日益增长,云计算、物联网、大数据等新兴技术在医药卫生领域深入应用和实践,为传统卫生信息化建设提供了新的契机和方向。继"移动医疗""数字医疗""区域卫生信息化"和"互联网医疗"之后,智慧医疗近几年越来越受到关注。智慧医疗是医疗信息化向智慧化发展的重要阶段,而智慧医院作为智慧医疗的重要组成部分之一,是推动医院管理科学化、规范化和智能化的强劲动力。智慧医院建设,是推进医院现代化进程的客观需求,现已成为了一种难以阻挡的趋势,整个智慧医疗市场已经培育出了一大批技术成熟、功能完善的产品体系,在智慧医院建设的不同维度中,优化业务流程,提高医疗效率,提高医疗质量,规范医疗行为;改善就医体验,提高病人满意度;减少医疗差错,保障医疗安全是调查认为信息系统对医院最大的帮助,四个问题的占比均超过75%[①]。但同时,目前各个医疗机构的信息系统大都源于不同厂商,数据标准、数据格式、数据描述方式等均不一致,各数据库之间难以实现信息整合等问题日益凸显出来。

三、技术发展

智慧医院建设涉及多项关键技术,比如智能感知技术、异构网互联互通技术、信息融合技术、数据挖掘技术、高性能并发处理技术、信息安全技术等,技术作为推动智慧医疗的动力,不断促进着新型医疗服务模式"茁壮成长"。我国智慧医院起步较晚,目前仍处于初级发展阶段,随着信息安全技术、人工智能技术、大数据技术、云计算技术、5G通信技术、互联网技术、物联网技术等新一代信息技术的迅猛发展与智慧医院业务应用领域包括医疗服务、临床管理、科研教学、后勤管理、运营管理和外部互联互通等多个医疗场景的技术融合,将会极大促进医疗行业的发展,提升或者改变医院的运营模式。未来几年,预测智慧医院、智慧医疗的发展会非常快,或将出现新一代的元宇宙医疗智慧医院,医疗模式会发生更加翻天覆地的变化。

---

① 参见中国医院信息化状况调查(2021—2022年度)。

四、顶层设计方法论

智慧医院是一项艰巨复杂的系统工程，做好顶层设计至关重要。智慧医院顶层设计是医院信息化建设的基石，也是医院信息化整体发展理念的具体化，它从战略高度上规划和设计医院的信息化建设，明确医院信息化发展的方向、目标和重点，进而推进医院信息化建设快速稳步发展。

（一）顶层设计概论

"顶层设计"的字面含义是自高端开始的总体构想。其内涵主要是用系统论的方法，以全局视角，对目标的各方面、各层次、各种要素进行统筹考虑，和谐各种关系，确定目标，选择实现目标的具体路径，制定正确的战略目标，并适时调整，规避可能导致失败的风险，提高效益，降低成本。

顶层设计是铺展在意图和实践之间的"蓝图"，是具有总体明确性和具体可操作性的科学思维的理论结晶，而不是"摸着石头过河"的实践探索性产物。世界上没有一栋知名建筑是不按图纸设计施工的，世界近代成功崛起的西方大国，也都与"顶层设计"息息相关。

在进行智慧医院建设顶层设计的过程中，首先需要院方上下全体人员对智慧医院顶层设计的认同和理念一致，智慧医院的顶层设计需要与业务相辅相成，缺少业务顶层设计的信息化规划是空中楼阁，虚无缥缈，缺少执行规划的生命力，智慧医院的顶层设计需要医院的每一位医疗人员的共同参与共同完成。另外，在顶层设计工作开始前，需要面向医院领导和专家进行一次医院信息化顶层设计思路和方法的专题宣讲，以便后续工作的顺利协调和开展。

（二）智慧医院顶层设计规划的主要内容

智慧医院是在以往建设的基础上发展和继续，因而如何设计、如何建设智慧医院，智慧医院如何管理运营，最终实现的目标是什么等一系列问题都值得探讨。提出进行顶层设计的概念，就是一步步地来理顺这些问题。

顶层设计是对发展战略在时间、空间的展现形态和发展路线的整体设计，不仅取决于技术，更取决于理念和人。一般而言，顶层设计应基于现状，开展体系需求分析、体系架构设计、体系方案验证等工作，提出建设目标、应用需求、能力要求、技术体制、实施途径等总体构想，以便多、快、好、省地提升体系化智能化服务能力。

医院发展战略顶层设计在整个医院建设流程中的位置如图2-1所示：

一般来说，每个医院都会请一些专家根据国家医院发展规划制订医院发展战略，但是也有少数医院把它转变成总体要求，不进行顶层设计和系统规划，就开始项目实施，就会变成信息孤岛。这个教训必须吸取。在进行智慧医院建设顶层设计的过程中，需要院方上下全体人员对智慧医院顶层设计的认同和理念一致，智慧医院的顶层设计需要与业务相辅相成，缺少业务顶层设计的信息化规划是空中楼阁,虚无缥缈,缺少执行规划的生命力,智慧医院的顶层设计需要医院的每一位医疗人员的共同参与共同完成。另外,在顶层设计工作开始前,需要面向医院领导和专家进行一次医院信息化顶层设计思路和方法的专题宣讲,以便后续工作的顺利协调和开展。

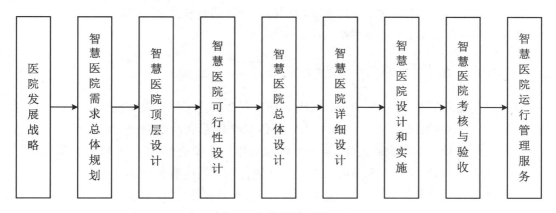

图 2-1　智慧医院建设流程

从内容上看,顶层设计主要包括业务架构设计、信息架构设计、系统架构设计、技术架构设计,力图通过图形、文本、表格等形式,提供准确直观的体系结构框架、科学有效的体系设计过程、规范标准和设计参考资源,以实现各相关人员对顶层设计的一致理解,给相关主管部门及领导提供一个建设"蓝图",便于审批和决策。

(三)智慧医院顶层设计规划方法概述

智慧医院顶层设计方法概述目前智慧医院建设已经进入起步期,要把握智慧医院综合体系建设基本规律,采用科学的顶层设计方法来回答智慧医院建设"为什么""是什么"和"怎么建"等重大理论和实践问题。智慧医院建设的顶层设计方法,通常与智慧医院建设规划体制与决策机制密切融合在一起。智慧医院顶层规划三阶段法包括战略规划、建设规划和服务规划,如图 2-2 所示。

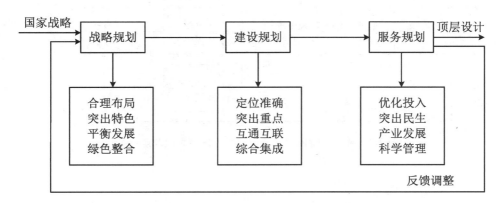

图 2-2　智慧医院顶层规划三阶段法

规划是愿望和目标,顶层设计是实现需求目标的途径,顶层设计方法是实现需求目标的具体方法。顶层规划需要有一定的科学规划方法论作为工具来形成规划的材料。行业中有很多规划的方法论工具作为参考,特别是一些大型咨询公司的一些规划方法论,如埃森哲、毕马威、IBM 等,充分利用好规划的方法和工具,有利于系统化地梳理问题,找出应对方案,制定规划蓝图,形成可执行的工作计划,以及资源、预算的需求预估和风险应对措施。

本书将列举一二,如采用体系结构法。

(四)顶层设计方法论——体系结构法

体系结构法起源于 1987 年 John Zachman 在复杂系统工程研究中提出的 Zachman 框架,经过多年的创新发展,目前已经成为国内外信息化体系建设普遍应用的顶层设计方法。该方法注重采用规范化的设计过程,从多个视角对体系建设进行描述,不仅关注整体架构、要素关系和主要功能,更强调要适应技术发展和演化规律等内容。从顶层设计内容上看,体系结构法主要包括业务架构设计、信息架构设计、系统架构设计、技术架构设计,力图通过图形、文本、表格等形式,提供准确直观的体系结构框架、科学有效的体系设计过程、规范标准的设计参考资源,以实现各相关人员对顶层设计的一致理解。

体系架构之间的层次关系主要指体系架构设计的前后顺序,首先要考虑智慧医院的需求目标体系,只有工程的需求目标弄清楚并取得了共识才能进行设计开发总体架构。在开发系统总体架构的过程中,首先看有无关键系统要进行系统模拟,只有关键系统模拟实验成功,总体架构才算基本可行。总体体系架构开发完成后,必须对总体架构进行评价;总体架构进行评价通过后,才能作为系统总体设计的框架依据。它们之间的层次关系和先后开发顺序大体如上所述。智慧医院的顶层设计必须按顺序按层次进行开发设计,只有这样才能保证顶层设计的作用和效果。

智慧医院顶层设计架构模型体系之间的层次关系,如图 2-3 所示。

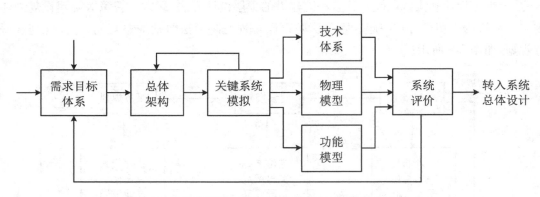

图 2-3 智慧医院顶层设计架构模型体系之间的层次关系

第三节　落地策略:智慧医院顶层规划落地设计

一、顶层设计分步实施落地策略

制定顶层设计分步实施落地策略,能够确保项目目标实现、提高项目实施效率、降低项目风险、促进团队的合作、推动项目的长期可持续性发展。通过分步实施落地策略,可以将整体目标分解为可行的阶段性目标和可操作的任务,确保每个阶段都有具体的目标和成果,从而逐步实现整体目标,有助于提高项目实施的效率。在明确的规划和步骤下,团队可以更加聚焦,避免资源浪费和重复工作。同时,每个阶段的目标和成果可以及时反馈,便于调整策略和优化流程,进一步提高效率;通过顶层设计分步实施落地策略,可以将项目分为多个阶段,并针对每个阶段可能面临的风险进行预防和应对。这种方式可以降低整个项目面临的风险,确保项目顺利进行;在明确的规划和目标下,团队成员可以更好地理解项目整体布局和各自的角色,增强团队协作,提高项目成功率;可以在每个阶段逐步实现项目的长期目标,同时根据实际情况不断优化和改进,推动项目的可持续发展。

总之,制定顶层设计分步实施落地策略对于确保项目目标的实现、提高效率、降低风险、促进团队合作以及推动可持续发展都具有重要的意义。它是确保项目成功实施的关键环节。

(一)项目组织管理策略

智慧医院的建设一般而言属于较大型信息化建设项目,存在系统涉及面广、比较复杂、管理难于协调、需求变化快、实施周期较长、系统安全性要求高、后期的维护量大、维护周期长等特点,通过制定明确的组织管理策略,可以确保智慧医院项目的实施有组织、有计划、有协调,从而避免出现混乱和资源浪费,确保项目的成功实施。

(1)明确项目目标和范围:明确项目的目标和范围,制定详细的项目计划和时间表,确保项目按计划进行。

(2)建立项目领导团队:成立由医院领导牵头,各相关部门负责人参与的项目领导团队,负责项目的整体规划、决策和协调工作。

(3)设立项目管理办公室:设立项目管理办公室,负责项目的日常管理、进度监控、风险控制、质量保证等工作。

(4)建立沟通机制:建立有效的沟通机制,确保项目团队内部与外部相关方的信息交流畅通,及时解决问题。

(5)引入合作伙伴:引入具有智慧医院项目经验和能力的合作伙伴,共同推进项目的实施。

（6）培训和人才发展：注重项目成员的培训和发展，提高项目团队的技术能力和项目管理水平。

（7）风险管理：制定风险管理策略，识别和应对项目过程中可能出现的各种风险和问题，确保项目的顺利进行。

（8）持续改进：建立持续改进机制，对项目实施过程中出现的问题及时进行调整和改进，提高项目的实施效果。

（9）质量控制：建立严格的质量控制机制，对项目的各个阶段进行质量检查和控制，确保项目的质量符合预期要求。

（10）成果验收和评估：在项目完成后，组织成果验收和评估，确保项目的目标和成果符合预期要求，并及时总结经验教训，为今后的项目提供参考。

通过以上策略，可以有效地组织和管理智慧医院项目的实施，确保项目的顺利进行和成功实施。

（二）人力配置管理策略

合理的组织管理策略和人力配置管理策略可以提高智慧医院项目的质量。通过建立质量控制机制和专业的团队，可以确保项目质量符合预期要求，减少错误和缺陷。合理的人力资源配置可以将合适的人安排到合适的工作岗位，充分发挥其能力和潜力，提高人力资源的利用效率，从而提升项目的整体效率。通过对人力资源的合理配置，可以优化组织结构，提高组织的运行效率和管理水平。合理的人力资源配置可以避免人力资源的浪费和冗余，降低人力资源成本，提高项目的经济效益。

针对智慧医院建设项目涉及面广、业务复杂、业务协调难度大等特点，根据大型项目实施经验，结合以往大型医院信息化工程实施的经验，在人员配备上采取如下策略。

（1）分析项目需求：了解智慧医院项目的需求，包括工作内容、工作量、技能要求等，为人力配置提供依据。

（2）确定工作职责：根据项目需求，确定项目团队中各成员的工作职责和任务，明确工作分工和协作关系。

（3）评估人员技能：评估项目团队成员的技能水平，了解他们是否具备完成工作职责所需的能力和技能。

（4）制定人力配置计划：根据项目需求、工作职责和人员技能评估结果，制定人力配置计划，确定所需的人员数量、技能和分工。

（5）合理安排人员：根据人力配置计划，合理安排项目团队成员的工作时间和任务，确保项目的顺利进行。在人员构成上，按照软件工程过程的要求，分成需求分析人员、系统架构设计人员、开发编码人员、测试人员、实施人员和质量管理人员。同时在人员配置采用部分重叠的方式，即参加需求的人员重叠到设计组，设计人员重叠到开发组，开发人员重叠到实施组等，以此保证项目实施过程人员和信息的连续性。

（6）优化人员配置：在项目实施过程中，根据实际工作情况和进度，及时调整人员配置计划，优化人力资源分配，提高项目效率。在人员配备上，尽可能多地安排熟悉智慧医院领域相关知识,具有大型医院项目开发实施经验的人员。

(7)培训和发展:针对项目团队成员的技能需求和职业发展,制定培训和发展计划,提高团队的技术能力和项目管理水平。

(8)激励和奖惩:建立激励和奖惩机制,鼓励项目团队成员积极投入工作,提高工作效率和质量。

(9)定期评估和反馈:定期对项目团队成员的工作表现进行评估和反馈,及时发现问题并采取措施,确保项目人力配置的合理性和有效性。

制定出符合智慧医院项目实际需求的人力配置管理策略,确保项目团队的人员配备合理、分工明确、协作有效,从而提高项目的执行效率和质量。

二、过程保障与阶段回顾

智慧医院进行过程保障和阶段回顾的目的是确保项目的顺利进行和成功实施,以及及时发现和解决问题,提高项目的效率和质量。过程保障的措施可以确保项目的顺利进行,通过建立项目组、制定详细的建设规划和时间表、建立质量管理体系、建立风险管理机制等措施,可以降低项目风险,提高项目成功率。阶段回顾的目的是及时发现和解决问题,确保项目按照预期的进度和质量完成。通过初始阶段、规划阶段、实施阶段、验收阶段、推广应用阶段和持续改进阶段的回顾,可以及时发现和解决各个阶段中存在的问题,确保项目的顺利推进。

(一)过程保障

智慧医院过程保障可以确保智慧医院建设项目的顺利进行,提高项目的成功率,及时识别和应对风险,降低项目失败的可能性,智慧医院建设的质量直接关系到医疗服务和患者安全。通过过程保障中的质量管理体系,可以确保项目的质量和标准,提高医疗服务的质量和安全性。

建立项目组并明确各部门的职责和协作关系,可以确保各部门在项目中的责任清晰,协作顺畅。项目组可以由医院领导、各相关职能部门负责人组成,共同推进项目的实施。

制定详细的建设规划和时间表,可以确保每个阶段的任务明确和安排合理。这有助于保证项目按时完成,同时也可以提前发现和解决潜在的问题。

建立质量管理体系,可以确保项目的质量和进度。质量管理体系可以包括质量控制、质量保证、质量改进等环节,以确保项目达到预期的质量标准。

建立风险管理机制,可以及时识别和应对项目过程中可能出现的风险和问题。这有助于减少项目中的不确定因素,降低潜在的风险。

加强与医护人员、患者和相关部门的沟通,可以确保项目的需求和反馈得到及时响应。这有助于提高项目的针对性和实用性,满足各方的需求和期望。

通过以上措施的实施,可以确保智慧医院建设的高效、稳定和可持续运行,提升医疗服务的水平和效率,为患者提供更好的就医体验。

（二）阶段回顾

在智慧医院建设过程中,阶段回顾可以确保每个阶段的任务都按照预期的目标和时间表完成。这有助于避免项目延误和超出预算,同时也可以确保项目质量符合医院的需求和标准。通过阶段回顾,医院管理层还可以评估项目的进展情况,确定是否需要调整项目规划和策略。这有助于医院在建设过程中及时调整策略,确保项目的成功实施。此外,阶段回顾还可以促进医院内部的沟通和协作。通过回顾,医院各部门可以了解彼此的工作进展和问题,从而更好地协调和配合工作。

（1）初始阶段:明确智慧医院建设的目标和方向,进行需求分析和建设规划。这个阶段的主要任务是确定项目的范围和目标,分析医院现有的业务流程和信息系统,了解患者的需求和期望,制定初步的建设规划和时间表。

（2）规划阶段:根据建设规划,进行详细方案设计和资金筹措等工作。这个阶段的主要任务是制定详细的建设方案,包括硬件设备采购、软件开发、数据整合、人员培训等方面的具体计划,同时进行资金筹措和预算编制。

（3）实施阶段:根据规划分阶段进行建设,包括硬件设备部署、软件开发、数据整合、人员培训等。这个阶段的主要任务是按照规划逐步实施项目,确保每个阶段达到预期的目标,并进行必要的管理和协调工作。

（4）验收阶段:完成每个阶段的建设后,进行验收测试,确保系统稳定运行,满足医院的需求。这个阶段的主要任务是对已完成的建设成果进行系统测试和验收,确保系统能够稳定运行,满足医院的需求和期望。

（5）推广应用阶段:在智慧医院建设完成后,进行推广应用,包括对医护人员进行培训和指导,对患者进行宣传和推广等。这个阶段的主要任务是将建设成果推广应用到实际的医疗业务中,同时对医护人员进行培训和指导,对患者进行宣传和推广等。

（6）持续改进阶段:定期进行评估和调整,以满足不断变化的医疗需求和患者需求。这个阶段的主要任务是对智慧医院运行情况进行定期评估和调整,以满足不断变化的医疗需求和患者需求,同时持续改进和优化医疗服务质量。

综上所述,智慧医院建设阶段回顾是非常重要的,可以帮助医院管理层掌握项目进展情况,及时发现问题并做出决策,确保项目的顺利进行和成功实施,提高医疗服务质量和患者满意度。

三、人员培训和管理规划

（一）人员培训

在智慧医院建设中,人员培训是非常重要的一环。通过培训,医务人员可以掌握新的技能和知识,了解新的医疗技术和设备,从而提高他们的实践操作能力和医疗水平。同时,培训还可以帮助医务人员更好地适应医院的信息化管理,提高他们的工作效率和管理精细化程度。

(1)确定培训目标和内容:根据智慧医院的建设目标和需求,确定培训的目标和内容。培训内容应该包括医务人员需要掌握的医疗技术、设备和信息化管理知识等。

(2)制定培训计划:根据确定的培训目标和内容,制定详细的培训计划。培训计划应该包括培训的时间、地点、内容、方式等。

(3)提供培训材料:为参加培训的医务人员提供相关的培训材料,例如培训课程、教材、操作手册等。

(4)采用多种培训方式:采用多种方式进行培训,例如线上培训、线下培训、实践操作等,以满足不同医务人员的需求。

(5)建立培训考核机制:为参加培训的医务人员建立考核机制,以确保他们掌握了所学的知识和技能。考核方式可以包括考试、测评、实际操作等。

(6)建立培训反馈机制:建立培训反馈机制,收集医务人员对培训的意见和建议,及时调整和改进培训方案,以增强培训效果。

(7)定期进行培训效果评估:定期对培训效果进行评估,了解医务人员掌握知识和技能的情况,及时发现和解决问题,以提高医院整体的医疗服务水平。

通过以上措施,可以有效地展开智慧医院建设中的人员培训,提高医务人员的工作效率和医疗服务水平,以提供更好的医疗服务,同时提高医院的管理水平和整体医疗服务质量。

(二)管理规划

智慧医院建设中的管理规划旨在制定一个全面的、战略性的管理框架,以指导和管理智慧医院的建设和运营。这个管理规划的目标主要包括以下几个方面:

(1)明确目标和愿景:明确智慧医院的建设目标和愿景,以确保所有的管理和建设活动都围绕这个目标和愿景展开。

(2)制定战略规划:根据医院的目标和愿景,制定相应的战略规划,包括技术战略、业务战略、组织战略等,为医院的长期发展提供指导。

(3)优化组织结构:根据智慧医院的建设需求,优化组织结构,明确各部门的职责和协作关系,确保医院内部的沟通顺畅、协调有序。

(4)建立标准化流程:通过制定标准化的流程,规范医院的业务和管理活动,提高工作效率和服务质量。

(5)加强风险管理:制定风险管理策略,识别和应对智慧医院建设过程中可能出现的各种风险和问题,确保项目的顺利进行。

(6)推动信息化建设:在管理规划中,要充分考虑医院的信息化建设,包括硬件设备、软件系统、网络通信等,推动医院的信息化建设进程。

(7)评估运营效果:通过定期的评估和监控,评估智慧医院的运营效果,及时发现问题并进行调整,确保医院运营目标的实现。

综上所述,智慧医院建设中的管理规划旨在确保医院的智慧化建设过程有序、高效、安全,同时提高医院的服务质量和管理水平,实现医院的长期发展目标。

参考文献

[1] 杨景怿,周语琴,冯占春.突发公共卫生事件背景下我国智慧医院建设的思考[J].中国医院管理,2021,41(7):4-6,13.

[2] 王润.5G技术在智慧医院建设中的应用[J].医学信息,2021,34(11):26-27.

[3] 戴夫,张赛,张以锦,等.以患者为中心的智慧医院体系建设探索与实践[J].中国医院管理,2020,40(10):88-89.

[4] 侯珊芳,胡影萍,秦净.后疫情时代智慧医院发展的探讨[J].卫生经济研究,2022,39(9):32-35.

[5] 李华才.智慧医院建设战略定位若干问题的探讨[J].中国数字医学,2019,14(8):1.

[6] 张礼亮,高广颖,李瑞,等.公立医院信息化建设相关要素投入研究[J].中国卫生信息管理杂志,2023,20(3):390-395.

第三章　智慧医院的基础设施建设

随着互联网和信息技术的发展，医疗行业也迎来了数字化转型的机遇，通过智慧医院建设推动医疗质量提高、工作效率提升和提高患者体验，而智慧医院的基础设施建设是实现智慧医院转型的关键一环，它包括网络设施、信息系统和硬件设备的规划和布局，为医院的整体信息化建设提供了坚实的基础。

现代化智慧医院的基础设施建设，需要综合考虑以下目标方向：

（1）提供高效的网络基础设施，支持医疗信息的快速传输和数据的实时处理。

（2）配备先进的硬件设备和设施，包括服务器、存储设备、网络设备等，满足医院对大数据存储和处理的需求。

（3）建立安全稳定的数据中心，确保医疗信息的安全和隐私保护。

（4）提供高可用性的系统和应用，确保医院运营不间断。

智慧医院基础设施建设的主要范围包括数据中心、硬件设备、网络基础设施、弱电智能化工程设施、安全合规防护以及配套的各类培训与知识体系建设。

数据中心建设：数据中心是智慧医院基础设施的核心部分，承载着医院所有的医疗信息和数据，需要配置服务器、存储设备、交换机等各种硬件设备来支持医院的日常运营和医疗服务。服务器是数据中心的核心设备，用于存储和处理海量的医疗数据。存储设备能够提供高速、安全、大容量的存储，满足医院对数据存储和访问的要求。数据中心的建设需要考虑数据存储、网络连接、灾备容灾等方面。数据中心应该采用高可用性设计，包括设备冗余、备份与恢复机制、多活数据中心架构等，确保医院的数据安全可靠。

网络基础设施：网络基础设施是构建智慧医院的重要基础，它是连接医院各个部门及外部网络的重要纽带。智慧医院应建立高速、稳定、安全的网络基础设施，保证医疗信息的畅通和实时交换。同时，网络基础设施应支持无线网络覆盖，方便医务人员随时随地获取信息。

弱电智能化工程设施：智慧医院基础设施建设也要考虑各类弱电智能化工程管理，伴随着物联网、工控等各类技术在医疗领域的快速发展，绿色节能可持续发展等国家标准的硬性要求，医疗机构（特别是新建医院）的智能化建设标准不断提高，楼宇自动化管理、能耗自动化管理、安保自动化管理、通信自动化管理等诸多弱电智能化工程系统的建设运维给信息工作人员带来新的挑战。弱电智能化工程具备提前设计、预埋点位、多系统集成、安全性保障、高可靠性要求和节能环保等特点，需要综合掌握建筑学、电子工程学、信息工程学、控制工程学、计算机科学等多维度知识。

安全与合规防护：智慧医院的基础设施中保存有大量的医疗信息和患者隐私数据，数据安全和隐私保护是非常重要且敏感的问题。医院应建立完善的数据安全方案,包括用户认证和访问控制、数据加密、安全审计和监控等措施。同时,合规性和法律风险管理也应加以重视,确保医院的数据安全合规。

智慧医院的基础设施建设是整体智慧医院建设的重要基础,它能够提供高效、安全、可靠的技术支持,为医院的管理和医疗服务提供坚实的基础。在建设智慧医院的过程中,应充分考虑网络基础设施、硬件设备、数据中心建设、数据安全、能耗管理、系统集成和培训等方面的因素。只有通过全面规划和有效实施,才能构建出真正智慧、高效的医院基础设施,提升医疗服务的质量和效益。

第一节　医院数据中心建设策略及注意事项

智慧医院数据中心建设是一个系统工程,包括数据中心架构设计、服务器选型与配置、存储选型与配置、虚拟化与云计算技术、容灾备份以及运维监控管理等内容。

一、数据中心架构设计

数据中心架构设计是医疗信息化系统建设的重要组成部分,它涉及数据的存储、处理和传输,以及系统的可靠性、可扩展性和性能。一个优秀的数据中心架构设计能够提高系统的运行效率、数据安全性和业务可用性。

数据中心架构设计的目标是为医疗信息化系统提供可靠、安全、高性能的数据存储和处理环境。具体目标包括:

(1)高可靠性:确保数据中心的硬件设备和软件系统能够在出现故障时保持正常运行,避免数据丢失和业务中断。

(2)高可用性:通过冗余设计和容错机制,确保系统能够在任何时间和地点提供持续可用的服务,并能够快速恢复正常运行。

(3)高性能:优化数据中心的网络架构和服务器配置,提升系统的响应速度和处理能力,满足大规模数据和用户的需求。

(4)数据安全性:采取安全策略和措施,保护患者的个人信息和医疗数据的机密性和完整性,防止数据泄露和非法访问。

(5)可扩展性:设计可扩展的架构,能够根据业务需求和数据增长的情况进行水平或垂直扩展,提供持续的性能和容量支持。

数据中心架构设计是一个复杂而关键的任务,应综合评估各方面条件要求,提供一套稳定可靠的弹性架构,整体架构设计可参考以下步骤:

(1)确定需求:首先,需要明确数据中心的需求。这包括业务需求、性能需求、安全需求、可靠性需求、可扩展性需求等。与医疗信息化部门进行沟通,了解他们的业务流程、用户需求和预计的数据交互量。

（2）定义目标：基于需求，需要明确数据中心架构的目标。例如，提高系统性能、提升数据安全性、提高可靠性、降低运营成本等。这些目标将指导整个架构设计过程。

（3）物理架构设计：在这一步骤中，需要设计数据中心的物理布局。这包括服务器、存储设备、网络设备和其他辅助设备的摆放位置、电力和冷却管理等。确保结构合理、设备之间有良好的通风和连接。

（4）虚拟化架构设计：数据中心的虚拟化技术是提高资源利用率和灵活性的关键。根据需求和目标，需要选择合适的虚拟化技术，如服务器虚拟化、存储虚拟化和网络虚拟化，并设计相应的虚拟化管理策略。

（5）网络架构设计：网络架构是确保数据中心各个组件之间通信顺畅的重要方面。需要设计网络拓扑、IP 地址规划、安全策略、带宽配置等。确保网络稳定、安全且满足数据传输和用户访问的需求。

（6）存储架构设计：数据中心的存储架构设计包括确定存储设备类型（如 SAN、NAS）、存储容量规划、RAID 配置、数据备份和灾难恢复策略等。根据数据存储需求和预算限制，选择合适的存储方案。

（7）安全和可靠性设计：数据中心的安全和可靠性是至关重要的。需要设计安全控制策略，包括防火墙、入侵检测系统、身份验证和访问控制、数据加密等。此外，进行风险评估，并制定备份和灾难恢复计划，以确保数据的安全和可靠性。

（8）实施和管理：完成架构设计后，需要制定详细的实施计划和项目管理方案。这包括时间表、资源分配、技术支持和培训等。同时，建立监控系统和维护计划，以确保数据中心的稳定运行。

（9）持续改进：数据中心架构设计是一个持续改进的过程。定期评估数据中心的性能和安全性，并根据需求变化和技术进展进行调整和改进。

在整个架构设计过程中，医疗信息化团队需与其他相关部门进行密切合作和沟通，以确保设计方案满足业务需求和利益相关者的期望。

智慧医院数据中心的架构设计需按照业务系统的数据存储及应用特点进行网络域划分，常规建议分为内网区、外网区、灾备区，其中内网区又可细分为数据库区、应用区、大数据区、核心交换区、运维管理区、专线外联区等。

以一家新建医院数据中心架构设计为例，医院数据中心硬件整体架构设计如图 3-1 所示。

（一）数据库区

业务部署：采用物理机部署医院关键业务系统（HIS、EMR、集成平台等）的数据库，搭建 RAC/HA 集群，在集群上分别部署医院关键业务的 HIS/EMR、集成平台数据库系统。

业务网络：所有物理服务器向上双万兆网卡上联至两台汇聚交换机实现业务网络的通信，采用万兆网卡保证核心业务数据库系统的网络可靠性和稳定性以及高性能，避免网络成为核心业务的性能瓶颈。

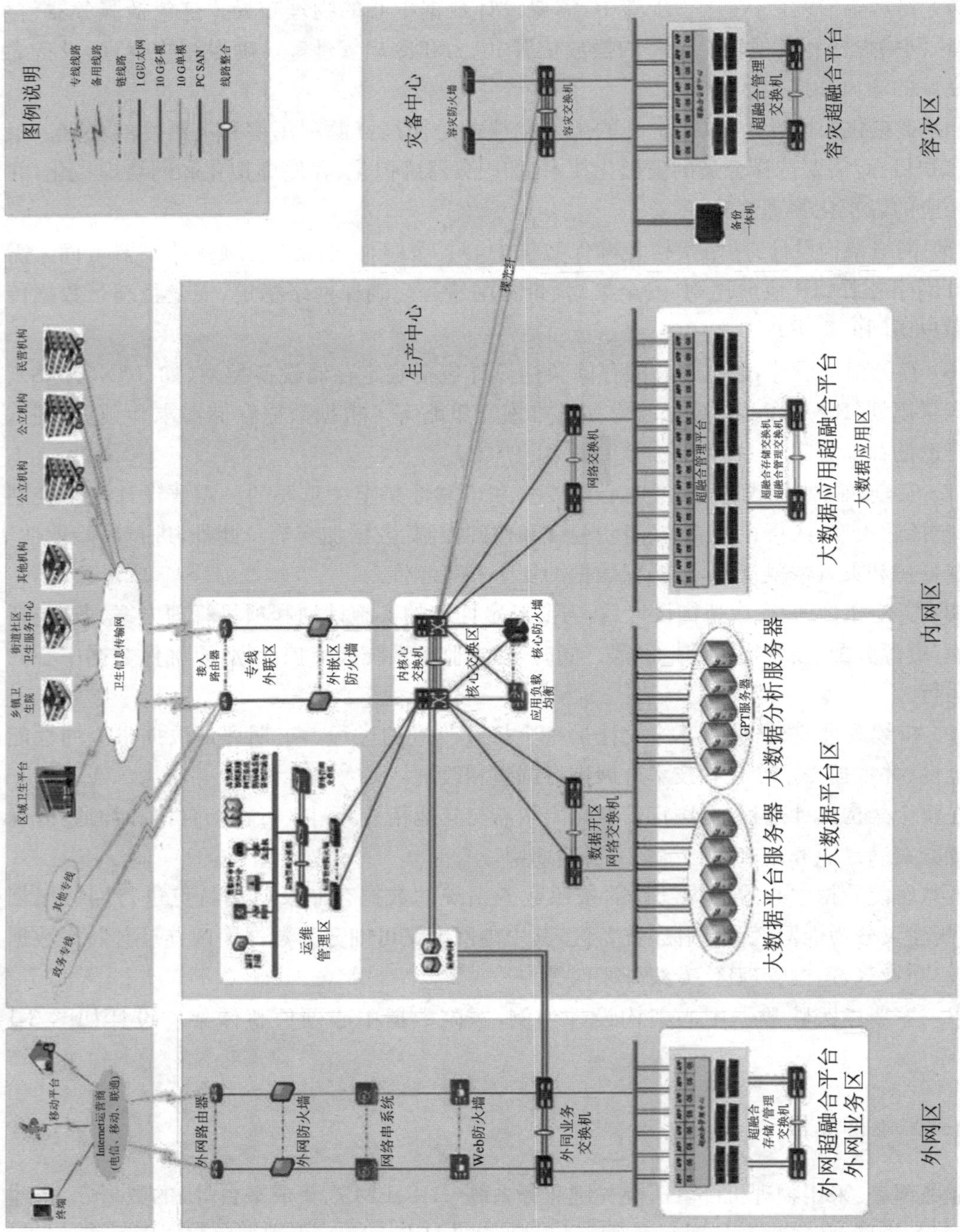

028

图 3-1 医院数据中心硬件架构

存储网络:部署 2 台 8 G/16 G/32 G FCSAN 交换机,双通道上连服务器,下连存储设备。

核心存储:2 台完全相同的磁盘阵列采用存储虚拟化镜像技术部署存储系统的高可用,保证单台磁盘阵列故障时不影响系统的正常运行。配置满足业务需要的 SSD 容量、SAS 容量,以满足至少未来 3~5 年的数据增长的需求。业务数据分层存放,SSD 盘上存放访问频率高的热数据,保证关键业务的高可用性和业务连续性。

影像存储:将所有的影像文件及数据独立地存放到分布式文件存储上。

(二)应用区

非核心业务采用超融合架构,通过超融合软件在超融合物理节点构建超融合平台,在超融合平台上的虚拟机上部署内网除核心业务数据库系统之外的其他业务系统。基于超融合平台的分布式计算机存储技术,实现计算存储网络的虚拟化、资源共享、灵活分配,实现业务服务器的整合和调配、集中化以及基于策略的管理,超融合平台 HA、热迁移功能,能够有效减少设备故障时间,确保部署业务的连续性,避免传统 IT 单点故障导致的业务不可用。

(三)大数据区

该区域部署大数据平台,用于数据的分析以及基于大数据的应用。要求保证该区域的高性能。

(四)运维管理区

该区域配置两台接入交换机旁挂两台下一代防火墙实现对运维管理区的安全防护及访问控制,区域内的运维管理设备如漏洞扫描、入侵检测、运维堡垒机、数据库审计、日志审计、网络设计、认证服务器、网管服务器、防病毒服务器、系统管理服务器,都汇聚到运维交换机再上联至内网的核心交换机。

(五)核心交换区

核心交换机部署在此,用于业务数据的转发。核心交换区通过高速转发通信,提供快速、可靠的骨干传输结构,是所有流量的最终承受者和汇聚者。核心交换机旁挂两台高性能下一代防火墙,防火墙开通入侵防御及防病毒功能,实现服务器区的安全防护及访问控制,保障服务器区的安全。

(六)专线外联区

该区域用于数据中心与外部单位(医保、卫健委、银联/银行、支付平台、医院分支机构、其他上级机构和其他专网接入等)的连接,部署两台边界交换机用于外部链路的汇聚,边界防火墙实现网络层安全防护,防火墙开通 IPS 和防病毒功能,IPS 可以对进入数据中心应用层恶意流量进行过滤,防毒墙可以对恶意病毒进行防护,保证数据中心的安全。

(七)灾备区

在灾备中心部署业务容灾所需的网络及设备,包含数据备份一体机、HIS 数据库容灾服务器、灾备超融合平台等。备份一体机用于备份核心业务数据库系统,超融合灾备系统用于备份其他业务的虚拟机。

HIS 数据库容灾服务器用于 HIS 系统的数据库容灾,并通过第三方的数据同步软件将核心业务的数据同步到容灾中心的容灾数据库,保证生产数据库与容灾数据库的一致性,当生产数据库出现故障不能提供服务时,可以手动将业务切换到容灾服务器上,由容灾服务器提供服务,故障恢复后,将新产生的数据回传至生产端,保证数据的一致性。

(八)外网区

外网区出口部署冗余的出口防火墙,外部不同运营商的线路汇聚至该设备,防火墙为下一代防火墙,开通七层防护功能,对互联网的出口进行网络层的安全防护,以及对应用层恶意流量进行过滤;上网行为直连下一代墙,可以对用户的上网行为进行管控,Web 防火墙对互联网业务区发布的 Web 应用的安全进行防护,外网区与内网区之间采用隔离网闸进行物理隔离,保证数据交互的安全。

外网业务采用超融合架构,采用物理服务器搭建超融合集群平台,在超融合集群上部署预约挂号,手机 APP,移动支付,远程会诊,门户网站等互联网 + 业务系统,服务器向上连接到互联网业务交换机,向下将互联网业务数据存放到超融合平台的存储资源池上。

二、服务器选型与配置

(一)服务器选型思路

1. 基本要求

智慧医院常见硬件服务器主要包括数据库服务器、应用服务器、Web 服务器等,对于服务器支撑架构的技术要求主要包括以下方面:

配置合理:服务器的资源配置(CPU、内存、硬盘、I/O 等)应该尽量与业务需求相匹配,实现资源的均衡使用。

可扩展性要求:服务器应具有横向和纵向可扩展性,满足业务系统的处理能力需求。

高可靠性要求:服务器各部件在提供足够性能的前提下,应具有良好的散热设计,良好的环境适应能力,并提供多种保护机制和冗余设计。

管理自动化:服务器需要提供标准化的接口以支持监控和管理功能,包括对状态、故障、能耗、温度的监控,远程启动、访问和维护等。

2．系统要求

服务器采用开放式架构和处理器；支持主流操作系统；支持主流的内存型号，内存支持ECC纠错；支持普通硬盘或固态硬盘，并支持热插拔技术；支持磁盘阵列技术；支持多种主流存储架构，包括FC-SAN、IP-SAN、NAS，可选支持FCoE技术；系统I/O插槽数量及集成网络端口数量可扩展；提供单电源/冗余电源可选。

服务器网络接口支持千兆以太网技术，可选支持万兆以太网技术；支持网络端口聚合功能；支持网络端口故障切换功能；可选支持硬件虚拟化辅助技术；

可选支持网络加速功能。

3．可扩展性要求

服务器系统应满足可扩展性要求，建议采用开放式架构服务器系统，满足数据库及应用处理能力需求。具体要求包括：

横向扩展要求：服务器系统应具备组成一定规模的多节点计算系统的能力，提供便利的软硬件部署及管理模式，应满足动态资源配置的要求。

纵向扩展要求：

CPU扩展能力——在同一主板上支持多个CPU插槽，且在提供多个CPU插槽的同时支持用户选配CPU个数；

内存扩展能力——在同一主板上支持多个内存插槽，可以通过内存扩展板进行扩展；

硬盘扩展能力——在一个机箱内支持多块硬盘槽位。支持SATA/SAS/SSD类型硬盘；

网卡扩展能力——提供2个或多个千兆以太网卡可选支持10 Gb的网络接口；

电源扩展能力——一个机箱支持多个电源模块，为主机提供供电保障。

4．可靠性要求

对于医院内的关键业务系统，如HIS、EMR、LIS等采用数据库集群或者主备数据库模式部署，关键业务系统选择的服务器应具备多种高可用性保护措施，具体要求如下：

内存可靠性要求：服务器应提供内存保护功能，为需要更高等级可用性的应用提供了增强的容错能力。用户将能够按照自己的意愿来选择系统内存保护级别。服务器内存提供ECC功能。根据内存可靠度要求，可选支持高级ECC内存保护技术或内存镜像。

硬盘可靠性要求：服务器应支持RAID技术，包含但不限于：RAID0、1、0＋1、5等级别，RAID卡应支持缓存电池保护，保证磁盘系统的高可靠性，提高持续工作而不发生故障的能力。

整机可靠性要求：服务器支持热插拔，用户在不需要切断电源的情况下，对部件进行更换，保证主机正常运行；用户可以按照需求选择不同部件热插拔功能，内存热插拔、硬盘热插拔、PCL-E热插拔、电源模块热插拔、风扇热插拔等；服务器支持部件冗余，关键部件（内存、硬盘、电源、风扇等）应提供冗余部件，当一个部件出现故障，另外的部件能支撑主机系统正常运行，故障部件可以进行维护和更换；服务器支持故障诊断，当主机出现故障时，能够快速定位故障部件，并向管理人员发出报警指令，例如：短信报警、邮件报警、蜂鸣报警等。

5.虚拟化技术支持

硬件服务器应支持主流的虚拟化软件;所有主机系统应支持同一个虚拟化引擎;处理器I/O和网络接口支持虚拟化硬件辅助功能。

6.可管理性要求

服务器的管理体系应满足对医院业务系统中数量较多的服务器管理要求,便于系统管理员对硬件层面的管理和控制。管理人员应能通过统一接口来管理和监控资产信息、能耗状况、健康状况和性能状况等一系列信息。服务器应支持独立于操作系统的带外管理功能,包括:

资产管理:可以获取服务器资产状况,包括型号及序列号配置信息、固件版本管理。

配置管理:支持将服务器所需软件(操作系统、补丁、应用等)自动分发给该服务器;支持自动执行部署服务器软件,包括自动部署操作系统或者专有的应用。

远程控制:应支持管理员通过远程的方式来管理和控制,提供健康状况监测和日志查询。可选支持 KVMOverIP,可选支持虚拟介质(如光驱重定向)。

故障管理:应在服务器前后面板、服务器内部分别提供工作状况指示灯,指示服务器各个部件的工作情况,包括电源整机健康状况、内部部件(CPU、内存、电源模块、硬盘灯)。刀片服务器应提供刀片机箱及刀片机箱关键部件工作及健康状况指示灯。

管理接口:应提供独立的管理网口,并支持 IPMI 管理协议、SNMP 管理协议和SNMPTRAP 机制以及基于 HTTP 的远程管理。

(二)信息量指标评估依据

1.举例说明医院业务信息系统的 tpmC

以一家新建三级医院为例,结合医院信息系统应用的实际需求和使用经验来看,医院信息系统应用总用户数约 1000 人,按 100%的冗余量计算,整个数据中心应用服务管理平台用户中心应可以支持 2000 人的总用户数。

从数据库访问角度出发,目前以 30~50 个数据库并发连接计算,未来多种横向业务系统交差、外部应用系统接入等不断增加时,初步按照 100~200 个数据库并发用户估算。由于数据库的负载可以通过数据中心的横向扩展实现对更多应用的负载能力,因此后期随着业务应用建设的逐步推进,可通过增加数据库群集或群集内的服务器节点来满足性能要求。因此,目前本项目建设以满足 100 个数据库并发用户为目标,同时为保证主机硬件层面的高可用,强烈建议采用两台物理机服务器(X86 服务器)组成双机集群环境,配合数据库负载均衡集群功能实现两台机器双活运行模式(Active to Active)。

性能测算可参照国际通行 OLTP 系统(联机交易处理系统)基准测试标准,以主机系统TPC-C 值指标为依据。其中 TPC-C 是在线事务处理(OLTP)的基准程序,TPC-D 是决策支持(Decision Support)的基准程序,TPC 即将推出 TPC-E,作为大型企业(Enterprise)信息服务的基准程序。

计算原则:以单台服务器性能进行计算,即确保单台服务器工作的时候可以满足系统正常运行的需要。

根据官方评估计算方法,数据库的 tpmC(流量指标)计算公式为

$$tpmC = TASK \times 80\% \times S \times F / (T \times C)$$

式中,TASK 为每日业务统计峰值数据库记录交易量,医院每天的数据库记录交易量约为 200 万。T 为每日峰值交易时间,假设每日 70%交易量集中在每天的 2 小时,即 120 分钟内完成:$T = 120$。S 为实际医院业务交易操作相对于标准 TPC-C 测试基准环境交易的复杂程度比例。由于实际的医院业务交易的一笔交易往往需要同时打开大量数据库表(包括病人信息、处分明细、费用明细及汇总、医嘱明细、电子病历等),取出其相关数据进行操作,相对于 TPC-C 标准交易的复杂度,要复杂很多;根据科学的统计结果,每笔交易操作相对于 TPC 标准测试中的每笔交易的复杂度,此值可设定为 49。C 为主机 CPU 处理余量。实际应用经验表明,一台主机服务器的 CPU 利用率高于 70%则表明 CPU 的利用率过高会产生系统瓶颈,而利用率处于 70%时,是处于利用率最佳状态。因此,在推算主机性能指标时,必须考虑 CPU 的冗余,设定 $C = 70\%$。F 为系统未来 3～5 年的业务量发展冗余预留,按每年业务增长 10%计算。

以上述公式和数据计算,5 年后的医院业务信息系统的总 tpmC 值约为

$$
\begin{aligned}
tpmC &= TASK \times 80\% \times S \times F/(T \times C) \\
&= 2000000 \times 0.8 \times 49 \times 1.61/(120 \times 0.7) \\
&= 1502667
\end{aligned}
$$

结论:(1) 5 年左右数据库服务器所需要满足的 tpmC 值为 150.2 万;

(2) 3 年左右数据库服务器所需要满足的 tpmC 值为 124.1 万。

因此,该案例满足医院信息系统 5 年应用的服务器主机 tpmC 总值需要配 4 路 12 核以上 CPU 的服务器。结合医院业务 7×24 小时不能停顿的系统高稳定可靠要求,以及节约成本考虑,该案例采用数据库一体机,通过分布式架构的优势,把 HIS/EMR 系统数据库部署于节点 1 和节点 2 的 Oracle RAC 集群中,把集成平台的数据库部署于节点 3 和节点 4 的 Oracle RAC 集群中。

在存储层共有 3 个节点,每个节点配置 8 块 1.6 TB NVMe SSD 磁盘,通过 ACL 等控制技术,把不同的磁盘划分给不同的集群使用。

另外在新机房(主机房)再部署一套数据保护节点,对数据库一体机云平台内部运行的 HIS、LIS、EMR、集成平台等系统数据库实现实时的数据保护,用于灾难情况下的数据快速恢复,保障数据库的数据的高度安全。

部署一套轻量型数据库一体机作为生产中心数据库的容灾平台:配置 2 台 2 路的 X86 服务器,通过 IB 线直连,搭建数据库集群系统。一旦生产中心数据库或者平台发生故障,不可服务状态,可快速切换至容灾平台,继续提供数据库服务能力,提高业务连续性。

2. 主机内存配置指标

结合医院实际应用需求以及数据库的技术特性要求,当前医院信息系统数据库连接数约为 2000 个,每个连接占用 20 M 内存,共计需 40 G 内存。

以 3～5 年在线生成数据库数据将达到 500 GB 左右的规模估算,一般医院信息系统的

在线业务和查询业务都在同一数据库里执行,按照使用经验来看大概有接近 5% 的热点数据,因此数据缓存使用的内容为按照 25 G 估算;在执行数据库备份时,为了加快备份速度,使用 5 GB 左右的文件缓存;目前主流的、最新版本操作系统建议保留使用 10 G 左右的内存用于系统调配。

综上,按照 70% 的系统内存使用阈值来计算,共计内存 114 GB;在主机硬件配置时,应配置不少于 128 GB 内存。

(三)服务器配置建议

由于不同医院位于不同的区域,人口规模、经济状况以及医院级别、业务量都有较大的差距,根据医院的规模及业务量,分为二级医院(包含二甲、二乙)、三级医院(包含三甲、三乙)、大型医疗集团三个级别,根据实际情况,一般二级医院日门诊量≤3000 人次,一般三级医院 3000 人次≤日门诊量≤6000 人次,大型医疗集团指集团医院、大型三甲医院,日门诊量≥6000 人次。

根据医院规模及医院的实际情况,参考服务器配置要求差异较大。为便于读者理解,针对各级不同医疗机构常见的数据中心服务器硬件配置,提供常规型配置建议供学习参考。

1. 二级医院服务器推荐配置

核心业务服务器:4 颗物理 CPU,单颗不低于 12 核,主频不低于 2.4 GHz,内存不低于 128 G,2 块 SSD 系统盘,4 个万兆光口,2 块 8 G/16 G HBA 卡,冗余电源及风扇。

其他业务服务器:2 颗物理 CPU,单颗不低于 16 核,主频不低于 2.4 GHz,内存不低于 64 G,2 块 SSD 系统盘,4 个万兆光口,2 块 8 G/16 G HBA 卡,冗余电源及风扇。

虚拟化/超融合服务器:2 颗物理 CPU,单 CPU 不低于 24 核,主频不低于 2.1 GHz,内存不低于 256 G,2 块 SSD 系统盘,4 个千兆电口,4 个万兆光口,2 块 8 G/16 G HBA 卡,冗余电源及风扇。

2. 三级医院服务器推荐配置

核心业务服务器:4 颗物理 CPU,单颗不低于 20 核,主频不低于 2.4 GHz,2 块 SSD 系统盘,内存不低于 256 G,4 个万兆光口,2 块 16 G/32 G HBA 卡,冗余电源及风扇。

其他业务服务器:2 颗物理 CPU,单颗不低于 20 核,主频不低于 2.4 GHz,2 块 SSD 系统盘,内存不低于 128 G,4 个万兆光口,2 块 16 G/32 G HBA 卡,冗余电源及风扇。

虚拟化/超融合服务器:2 颗物理 CPU,单 CPU 不低于 24 核,主频不低于 2.1 GHz,内存不低于 384 G,2 块 SSD 系统盘,4 个千兆电口,4 个万兆光口,2 块 16 G/32 G HBA 卡,冗余电源及风扇。

3. 大型医疗集团服务器推荐配置

核心业务服务器:4 颗物理 CPU,单颗不低于 24 核,主频不低于 2.4 GHz,2 块 SSD 系统盘,内存不低于 512 G,4 个万兆光口,2 块 16 G/32 G HBA 卡,冗余电源及风扇。

其他业务服务器:2 颗物理 CPU,单颗不低于 24 核,主频不低于 2.4 GHz,2 块 SSD 系统盘,内存不低于 256 G,4 个万兆光口,2 块 16 G/32 G HBA 卡,冗余电源及风扇。

虚拟化/超融合服务器:2 颗物理 CPU,单 CPU 不低于 24 核,主频不低于 2.1 GHz,内存不低于 512 G,2 块 SSD 系统盘,4 个千兆电口,4 个万兆光口,2 块 16 G/32 G HBA 卡,冗余电源及风扇。

三、存储选型与配置

随着医院信息化的不断发展,对信息化系统的依赖也越来越大,医院信息系统主要包括 HIS、LIS、PACS 及电子病历等应用系统,这些系统都需要依靠主机及存储才能运行起来。主机与存储的选型直接关系到医院信息系统的稳定及性能,包括主机的性能、稳定性,存储的可扩展性、吞吐率、接口数量等,具体选型建议如下。

(一)存储系统选型思路

1. 基本要求

存储系统应结合医院内部和外部业务相关特性来考虑。存储系统在满足智慧医院当前业务部署的前提下,尽量采用优化设计,并为医院快速发展和数据量高速增长打下一个良好的基础。智慧医院数据中心存储系统应具备以下特性:

高可靠性:应选用高可靠性存储产品,充分考虑容错能力和备份。

可扩展性:根据医院未来业务的增长和变化,存储网络应可平滑扩充和升级,避免系统扩展时对存储网络架构的大幅度调整。

灵活性和系统管理的简单性:支持集中监控、分权管理,以便统一分配网络存储资源;支持故障自动报警。

高性能:应保障网络存储设备的高吞吐能力,保证数据的高质量传输,保证在可预见的将来满足性能要求,避免网络瓶颈影响整体的系统应用。

先进性和成熟性:存储设备采用先进的技术和制造工艺,对于容量扩展支持、数据空间分配高性能方面保持技术领先,网络结构和协议采用成熟的、普遍应用的并被证明是可靠的结构模型和技术。

标准开放性:支持国际上通用标准的网络存储协议、国际标准的应用的开放协议,保证与其他主流服务器之间的平滑连接互通和兼容性,以及将来网络的扩展性。

环保节能:应满足环保与节能的要求,噪声低、耗电低、无污染。

2. 存储可靠性要求

存储系统应具备高可靠性,具体要求如下:

故障提醒:出现故障及时进行告警(声音、灯闪),告警分等级,界面可见,具有详细说明和修复手段提示要求用户数据可靠性可灵活配置,支持设置用户数据的副本数、是否异地存放,向用户提供不同级别的可靠性保护。

存储安全:存储阵列上任意两块磁盘或单个存储阵列损坏,不会导致用户数据丢失。

警示提醒:存储阵列应接地,防止触电事故;尺寸、规格、形状合理,以免倾斜倒伏,碰撞;

存储阵列产品材质应耐温,易散热;并明确警示触电有毒害或其他危险发生的可能。

3．存储易管理性要求

存储系统应具备易管理性,具体要求如下:

存储阵列应配有存储管理软件,能实现 FC-SAN,IP-SAN,NAS 一体化统一管理,提供全中文管理界面。

存储阵列应支持多种管理方式,包括 RS232 串口、以太网接口、Telnet 方式、图形界面、CLI 命行等。

存储管理软件应内置于存储系统内部,可以在本地或远程设置、管理、监测和调整盘阵的运行。

存储阵列应支持故障预警功能,提供包括 LED 指示灯报警、蜂鸣报警、Email 报警、日志报警、SNMP 报警等多种报警方式。

（二）信息量指标评估依据

同样参照服务器选型与配置中信息量指标评估依据的示例,以一家新建三级医院为例,医院信息系统应用总用户数约 1000 人,存储系统是数据集中存储的核心区域,根据数据量分析,随着时间会呈现几何级增长。因此,系统的存储容量既需要满足当前需求,还要具备良好的扩展能力。

各类应用系统的数据存储量估算如表 3-1 所示。

表 3-1　各类应用系统数据存储量估算

业务类别	数据类型	说　　明	数据量估算
HIS/LIS	诊疗数据	按 3000 门诊量计算,人均增长数据 20 KB	20 KB×3000×365 = 21.90 G/年
EMR	门诊数据	按 3000 门诊量计算,人均增长数据 5 KB	5 KB×3000×365 = 5.48 G/年
	住院数据	按 3000 门诊量计算,人均增长数据 30 KB	30 KB×3000×365 = 32.85 G/年
其他数据	系统其他数据（用户/日志等）	系统日志、数据库归档日志等	估算 5 G
合计每年增量			约 65.23 GB
系统设计 5 年总增数据量			约 326.15 GB

考虑 HIS、EMR、LIS 等业务数据的备份特性,预留保存一周业务数据,以及磁盘的 RAID 配置与今后业务拓展,本次数据存储配置容量为:配置 24 块 SSD_1.6 T 存储硬盘(用于 HIS/EMR/LIS 等关键业务数据库的热点数据存储及查询);另外配置 12 块 1.8 TB 10 K 2.5 SAS 硬盘(用于存储虚拟机等应用业务数据)。

（三）存储配置建议

由于不同医院位于不同的区域，人口规模、经济状况以及医院级别、业务量都有较大的差距，根据医院的规模及业务量，建议分为二级医院、三级医院、大型医疗集团三个级别。二级医院指二乙、二甲医院，日门诊量≤3000；三级医院指三乙、一般三甲医院，3000≤日门诊量≤6000；大型医疗集团指集团医院、大型三甲医院，日门诊量≥6000。

根据医院规模及医院的实际情况，参考服务器配置要求差异较大。为便于读者理解，针对各级不同医疗机构常见的数据中心存储配置，提供常规型配置建议供学习参考。

1. 二级医院存储配置建议

在线存储：冗余双控制器，提高存储安全性和存储系统与主机连接带宽；可安装部署于多种操作系统并存的复杂网络环境中；要求 FC\IP 主机连接，无缝接入用户现有应用环境；全面支持 SSD、SAS、SATA 硬盘，实配容量应≥10 TB；最大扩展容量应≥100 TB，灵活配置满足不同层级数据存储需求；高缓存，单控制器缓存应≥32 GB，最大总缓存宜≥64 GB；集中部署，统一管理降低整体拥有成本（TCO）。

灾备存储：支持本地的连续数据保护功能，存储需要具有连续数据保护功能，可以满足数据恢复要求苛刻的 RTO/RPO 指标，快速准确地恢复故障前数据；支持数据本地卷复制、数据快照功能。

离线存储：可选用虚拟带库或物理带库设备，支持 LTO3\LTO4\LTO5 驱动器；支持 FC、IP 主机接口；配置容量应≥10 TB，最大支持存储容量应≥100 TB。

2. 三级医院存储配置建议

在线存储：冗余双控制器，提高存储安全性和存储系统与主机连接带宽；可安装部署于多种操作系统并存的复杂网络环境中；要求 FC\IP 主机连接，无缝接入用户现有应用环境；全面支持 SSD、SAS、SATA、NL-SAS 硬盘，实配容量应≥20 TB；最大扩展容量应≥200 TB，灵活配置满足不同层级数据存储需求；高缓存，单控制器缓存应≥64 GB，最大总缓存应≥128 GB；集中部署，统一管理降低整体拥有成本（TCO）。

灾备存储：支持本地的连续数据保护功能，存储需要具有连续数据保护功能，可以满足数据恢复要求苛刻的 RTO/RPO 指标，快速准确地恢复故障前数据；支持数据本地卷复制、数据快照功能。

离线存储：可选用虚拟带库或物理带库设备，支持 LTO3\LTO4\LTO5 驱动器；支持 FC、IP 主机接口；配置容量应≥20 TB，最大支持存储容量应≥300 TB。

3. 大型医疗集团存储配置建议

在线存储：关键部件（控制器、电源、风扇等）采用热拔插模块化设计，内部连接无线缆；支持 IP-SAN/FC-SAN 存储网络架构和 NAS 异统一平台兼容异构存储支持存储虚拟化，实现存储资源的整合再利用，提高用户的投资回报率；支持 iSCSI、NFS、CIFS 等多种文件共享协议，可安装部署于多种操作系统并存的复杂网络环境中；支持 iSCSI、FC 主机连接，无缝接入用户现有应用环境满足医院不同应用对数据存储系统的差异化需求；全面支持 SSD、

SAS、SATA、NL-SAS 硬盘,实配容量应≥50 TB;最大扩展容量应≥300 TB,灵活配置满足不同层级数据存储需求;高缓存,控制器数量≥4 个,单控制器缓存≥128 GB,最大总缓存宜≥512 GB;异构整合、集中部署,统一管理,降低整体拥有成本(TCO)。

灾备存储:支持本地的连续数据保护功能,相对于传统的数据备份技术,存储需要具有连续数据保护功能,可以满足数据恢复要求苛刻的 RTO/RPO 指标,快速准确地恢复故障前数据,支持数据卷隔离映射功能、重复数据删除、自动精减配置、数据快照功能、快照回滚、远程卷复制(同步/异步)、基于快照的远程数据复制远程数据恢复、逻辑分区动态扩容。

离线存储:可选用虚拟带库或物理带库设备,支持 LTO3\LTO4\LTO5 驱动器;支持 FC、IP 主机接口;配置容量≥50 TB,最多支持存储容量宜≥500 TB。

四、容灾备份策略

随着医疗行业信息化进程的加速,医院集团化发展步伐加快,对业务持续可用及医疗数据安全可靠提出了全新挑战。为提升数据安全和业务连续性保障能力,建设具备可靠性、高安全性、业务恢复时间目标趋于零、数据恢复点目标即数据丢失趋于零的容灾体系势在必行。

(一)备份策略

医院信息系统是智慧医院信息化的核心和基础,数据中心的数据是核心中的核心,数据的安全性关系到整个系统能否正常地运行,关系到能否向患者提供正常的医疗服务,数据的可用性是关键因素。

数据备份是指为了防止由于操作失误、系统故障等人为因素或意外原因导致数据丢失,而将整个系统的数据或者一部分关键数据通过一定的方法从主计算机系统的存储设备中复制到其他存储设备的过程。当主计算机系统的数据由于某种原因丢失或不可用时,可以利用复制的数据进行恢复,从而保持数据的完整与业务的正常进行。因此,数据备份主要解决的是数据的可用性问题。

1. 备份技术策略

对数据的保护,有多种方法,包括备份、复制、快照和数据容灾等。目前用得最多、最有效的手段是数据备份。而备份的方法也很多,有手工备份、自动备份、LAN-Base 备份、SAN备份等。不同的备份方法,其效果不同,主要表现在性能、自动化程度、对现有系统应用的影响程度、管理、可扩展性等方面。

LAN 备份:传统的备份方式系统管理员将磁带机/库或虚拟带库连接在本地备份服务器上,或者使用备份服务器上的磁盘空间,只对本地网络内的数据进行系统备份。在这种方案中,将备份的数据全部通过网络传输到备份服务器,再经由备份服务器备份到磁带机/库或虚拟带库中。这种方式价格较低,且不需要改变原有的网络架构,但会对 LAN 产生较大的压力,因此适合主机数量较多但数据量相对较小的系统。

SAN 备份：SAN 存储区域网络基于高速光纤通道（fibre channel）技术，在服务器之间以及服务器和存储设备之间建立了高速的数据传输链路。在 SAN 内进行大量数据的传输、复制、备份时不再占用宝贵的 LAN 资源，使得 LAN 的带宽得到极大的释放，服务器能以更高的效率为前端网络客户机提供服务。这种方式能充分发挥 SAN 高速数据流网络的优势，从而体现出高速磁带设备的性能；SAN 备份方式的缺点是成本较高，且往往要改变现有的网络架构。

目前大多数备份软件都支持 LAN-Base、LAN-Free 这两种最成熟的组网方式，但是这两种组网对业务服务器都有性能影响。而 Server Free 组网下，数据不需经过业务服务器，就可以避免备份任务对业务影响。为了减少备份网络压力，备份软件还提供重删压缩功能，减少备份数据在备份网络上的传输。

备份管理服务器、介质服务器和备份代理是备份软件的重要部件，它们可以独立部署，也可以集成部署在一台物理服务器上。采用何种备份技术主要取决于备份数据量、带宽和组网要求；如果备份数据量少，为节约硬件资源，可以集中部署。

2. 备份窗口策略

备份时间窗和业务忙时错开。由于备份系统在进行备份期间会占用网络带宽，故备份窗口一般在业务闲时，凌晨最佳。首次备份的数据量大，一般在用户将业务部署到数据中心后，可以进行一次全量备份。

根据备份的网络和业务情况，全量备份时间窗内能将当天需要执行的备份数据全部备份完毕。由于备份时，会对服务器所在存储进行大量读操作，备份时间窗最好和其他存储消耗型的应用执行时间错开。为不影响业务正常运行，每天全量备份的时间窗口建议在业务闲时，每日凌晨 00：00～6：00 为最佳。

（二）容灾策略

医院在日常运营的过程中，小至一般性的硬件故障，大到区域性的自然灾害，从物理的设备不可用到逻辑的人为失误和破坏都可能造成整个信息系统的全面瘫痪，导致业务运营的停顿。带来的损失和波及的范围也会巨大。

如何才能保证尽量减少业务数据的丢失、将危险与灾难的损失降低到最低程度呢？这就需要建立容灾系统，容灾系统的核心就在于使用各种技术和管理手段将灾难化解，为关键业务系统提供风险预防机制和灾难恢复措施，在确保数据安全的基础上提高业务连续运行能力，降低医院生产运营风险，将业务损失降低到可接受的程度，提升医院管理和服务质量。

在实践中主要表现为两个方面：一是保证业务数据的安全；二是保证业务的连续性。在生产中心和容灾中心需运行同样的系统（包括操作系统、基础数据库和应用软件），同时实现数据复制。假如生产中心发生灾难，不能再继续工作，容灾中心会将业务数据及时恢复到备用服务器上，并自动将业务切换到备用服务器，然后实现业务的远程切换，恢复系统不间断的运行，这个过程只需要很短的时间；在此基础上，在灾难过后，再将业务系统切换回正常的生产系统，实现业务的灾难恢复。

1. 容灾类型介绍

容灾主要针对数据和应用两大类,根据提供基本的数据保护和提供不间断的应用服务来区分,一般情况下容灾体系可以分成数据级容灾、应用级容灾和业务级容灾三个级别。

(1) 数据级容灾

数据级容灾是指通过建立一个异地数据系统作为本地数据的远程数据备份系统,该系统是本地关键应用数据的一个可用复制,能够保证业务数据的完整性、可靠性和最终一致性。在本地数据及整个应用系统出现灾难时,系统在备机房保存有一份可用的关键业务的数据。该数据与本地生产数据的完全复制。

数据容灾技术,又称为异地数据复制技术,按照其实现的技术方式来说,主要可以分为同步传输方式和异步传输方式,数据级容灾的关注点在于数据本身,当本地由于意外导致系统停止工作时,确保原有的数据不会丢失或者遭到破坏,不过,在数据级容灾级别上,当本地发生灾难时,因相应的信息系统自身没有备份,用户的服务请求在灾难中可能会中断,单纯的数据容灾无法保证业务持续性。但是其建设费用比较低,而且构建实施和运行维护也相对简单。

(2) 应用级容灾

所谓应用级容灾,是在数据级容灾的基础上,在异地或者备中心建立一套完整的与本地生产系统相当的备份应用系统(可以是互为备份)。建立这样一个系统是相对比较复杂的,不仅需要一份可用的数据复制,还要有包括网络、主机、应用、甚至 IP 等资源,以及各资源之间的良好协调。主要的技术包括负载均衡、集群技术。数据级容灾是应用级容灾的基础,应用级容灾是数据级容灾的目标。

应用级容灾可以采用应用双活灾备技术,在备机房建立一套完整的与主机房生产系统相当的备份应用系统。在本地数据中心出现机房级别的系统故障时,可以在规定时间内完成整体容灾切换,前台业务系统基本不受影响。容灾中心可以接管生产系统的业务,并在生产系统正常使用后,恢复100%数据,保证恢复数据可用,建立了多层次的广域网络故障切换机制。任意服务器出现任何故障时,其运行的应用不会中断,应用程序和系统应能迅速切换到其他服务器上运行,即本地系统集群和热备份。

主要特点:① 实时备份:RPO=0,保证数据 0 丢失;② 逻辑完整:保证备份数据逻辑完整性及数据恢复后的可用性;③ 任意时间点回退:找回误删除的数据和无损修复数据库逻辑错误;④ 业务连续性:在生产系统宕机后,容灾系统可以在较短的时间接替工作,保证业务连续性。

(3) 业务级容灾

业务级容灾是在数据级容灾和应用级容灾基础之上的一个更高级别的容灾,是应用级容灾的最高标准,生产中心和容灾中心对业务请求可以同时提供服务,在某一方灾难发生时,另一方可以保证所有的业务都是正常运行并可访问的,对于用户来讲是感受不到灾难影响的,因此既能实现业务服务冗余分担,又能够确保业务持续可用。

实现业务级容灾,不仅需要确保两地数据一致,还需要在数据管理层面、应用程序层面、访问通道层面都能够平滑切换,数据中心之间的距离也有较大限制,甚至储备中心最好具备对称的基础设施,以便一旦原有的办公场所遭到破坏,在备份场所也能正常地开展业务。

2. 容灾策略

医院核心业务系统包含 HIS 系统、EMR 系统、LIS 系统、PACS 系统、CIS 临床信息系统、医院信息平台、互联网医院、医院运营数据中心 ODS 等系统的正常运行与医院的经营息息相关,而且产生业务数据不容丢失。为保证医院信息系统正常、安全运转,智慧医院在硬件基础设施中,应配置数据备份系统及业务容灾系统。

灾备系统的建设应遵循《信息安全技术信息系统灾难恢复规范的要求》(GB/T 20988—2007)。在信息系统灾难恢复方面,目前业界公认最关键的衡量指标为 RTO 和 RPO。

RPO(recovery point objective)即恢复点目标,是指灾难发生后,容灾系统能把数据恢复到灾难发生前时间点的数据,它是衡量企业在灾难发生后会丢失多少生产数据的指标。RPO 可简单地理解为能容忍的最大数据丢失量。

RTO(recovery time objective)即恢复时间目标,是指灾难发生后,从系统宕机导致业务停顿之刻开始,到系统恢复至可以支持业务运作、业务恢复运营之时,此两点之间的时间。RTO 可简单地理解为能容忍的业务中断时间。

中华人民共和国卫生行业标准《基于电子病历的医院信息平台技术规范》(WS/T 447—2014)中对医院灾备系统 RPO/RTO 等级要求如表 3.2 所示。

表 3-2 医院灾备系统 RPO/RTO 等级要求

灾难恢复等级	恢复时间(RTO)	可接受的数据丢失(RPO)	医院规模及应用系统		
			小型医院	中型医院	大中型医院
AAA	≤0.5 h	≤0.5 h			电子病历、ODS、数据仓库
AA	0.5~2 h	2 h		电子病历、ODS	
A	2~4 h	4 h	电子病历、ODS	数据仓库	
B	4~72 h	24 h	数据仓库		

小型医院灾备建设要求:小型医院 HIS、电子病历、ODS 等系统的灾备建设要求是:RTO≤4 h,RPO≤4 h;LIS、RIS、PACS 等系统的灾备建设目标是:RTO≤24 h,RPO≤24 h。

中型医院灾备建设要求:中型医院 HIS、电子病历、ODS 等系统的灾备建设要求是:RTO≤2 h,RPO≤2 h;数据仓库、LIS、RIS、PACS 等系统的灾备建设目标是:RTO≤4 h,RPO≤4 h。

大型医疗集团灾备建设要求:大型医疗集团,HIS、电子病历、数据仓库、LIS、RIS、PACS、ODS 等系统的灾备建设要求是:RTO≤0.5 h,RPO≤0.5 h。

五、运维监控管理

智慧医院数据中心的运维管理是指与数据中心信息服务相关管理工作的总称。数据中心运维对象可分为机房环境基础设施、系统与数据、提供 IT 服务过程中所应用的各种设备、管理工具和人员等。

（1）机房环境基础设施指为保障数据中心管理设备正常运行所必需的网络通信、电力资源和环境资源等。这部分设备对用户来说几乎是透明的，因为大多数用户基本不关注数据中心的风火水电，若设备发生意外，对依托于机房环境基础设施的应用是致命的。

（2）IT 设备包括服务器、存储设备、网络设备、安全设备等硬件资源。在向用户提供 IT 服务过程中提供了计算、存储与通信等功能，是最直接的物理载体。

（3）系统与数据包括操作系统、数据库、中间件、应用程序等软件资源还有业务数据、配置文件日志等各类数据。管理对象不像前两类管理对象那样可感知，却是 IT 服务的逻辑载体。

（4）管理工具包括基础设施监控软件、监控软件、工作流管理平台、报表平台、短信平台等。管理对象是帮助管理主体高效管理数据中心，并在管理活动中承担部分管理功能的软硬件设施。通过这些工具，可直观感受并考证到数据中心如何管理与其直接相关的资源，间接提升可用性与可靠性。

（5）人员包括数据中心的技术人员、运维人员、管理人员和提供服务的人员。人员作为管理主体负责管理数据中心运维对象和管理对象支持 IT 运行，具有很强的主观能动性，其管理的好坏直接影响整个运维管理体系。

第二节　网络基础设施建设策略及注意事项

随着智慧医院建设的加速以及新技术的发展应用，对网络基础设施建设提出更高要求。网络是智慧医院建设的基础，网络建设与规划要从医院整体情况出发，网络基础设施设计与建设应当遵循《医院信息化建设与应用管理规范》（GB 28279—2012）、《医疗保健信息技术系统和信息规范 第 3 部分：网络连接》（GB/T 20398.3—2016）等各类标准规范要求，从网络拓扑结构、设备选型与配置、布线规划与管理、网络安全措施等方面一体化考虑，合理制定组网方案和拓扑划分。

一、网络拓扑结构

医院智能化、数字化和网络化的发展，越来越多的智能化子系统通过 TCP/IP 网络进行通信和数据传输，计算机网络正逐渐成为众多智能化子系统的共用网络平台。因此，对网络基础设施进行全面设计，并合理规划是医院信息化发展和智能化建设的核心内容。智慧医院建设中网络基建应当在星形拓扑架构的基础上，根据数据中心的冗余性和扩展性的需求，参照 OSI 七层模型和 TCP/IP 四层模型等标准，结合四到七层负载均衡技术、流量管理技术、动态路由协议，实现灵活的具备可扩展性和伸缩性的数据中心应用基础交付架构。不管是整体数据中心、还是前端业务模块、后端管理模块都采用了模块化的设计,每个模块支持不同的业务和功能,可以分步建设,当业务增长时可以很容易进行模块化扩展和通过负载均衡体系平衡业务压力。在模块化架构下,核心业务系统和网络平台可以实现数据中心之间的模块化冗余切换和负载均衡以及多数据中心站点之间的整体切换以及多数据中心之间的灵活的应用交付负载,保证整体信息系统的高可用性。同时可以方便灵活地在后续医院信息化建设中对数据中心实现容灾保护。

医院常见的网络类型很多,针对应用的类型不同可分为内网、外网、设备网、无线网、物联网、安防网等。本次只讨论与医院信息化有关的业务网络,智慧医院业务网络拓扑总图如图 3-2 所示。

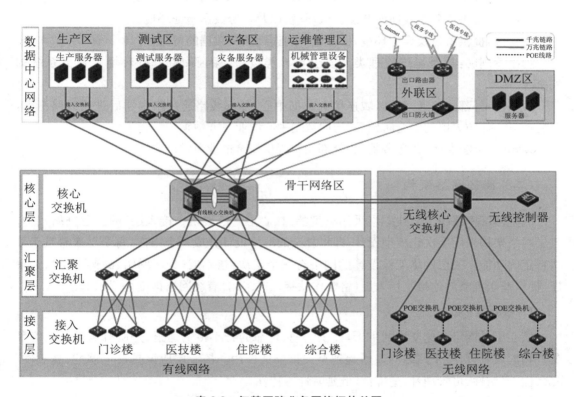

表 3-2　智慧医院业务网络拓扑总图

医院局域网可以分为园区网络及数据中心网络两个部分,两个部分可共用骨干网络,当网络规模较大时可分开,各自独立部署骨干交换机。

数据中心网络是数据中心机房内的服务器、存储、容灾备份、运维管理、外部接入、DMZ服务等相关业务区的网络。按照分区分域原则进行网络安全区域的划分并进行业务区的建设。

园区网络从传输介质上分为有线网络和无线网络。有线网络和无线网络分别独立组网,互不影响。有线网络采用"核心层—汇聚层—接入层"的典型三层网络架构,无线网络采用二层架构进行扁平化设计,由核心层、接入层组成。采用"无线 AC + 无线 AP"的建设方案。

（一）数据中心网络架构

数据中心网络安全域划分按照等级保护分区分域的要求,结合医疗行业业务系统的特点,同时考虑高性能、高可靠性和高扩展性,将整个数据中心网络区域划分为骨干网络区、生产区、测试区、灾备区、运维管理区、外联区、DMZ区等区域。各个区域边界部署接入交换机,并与核心交换机之间采用多条万兆链路捆绑,防止链路瓶颈,并提供链路冗余。各个区域简要介绍如下:

骨干网络区:部署核心交换机,提供快速、可靠的数据传输及转发。

生产区:部署业务生产环境,如HIS、EMR、LIS、PACS等医院信息系统。

测试区:提供业务上线前的开发测试环境,以及备份数据验证环境。

灾备区:提供备份及容灾环境,保证业务的连续性及数据的可用性。

运维管理区:部署运维管理类及安全审计类设备,保证硬件基础环境及业务系统的安全。

外联区:外部线路通过该区域连接到数据中心,外部线路通过路由器后进行线路汇聚,再通过下一代防火墙的安全防护后,访问数据中心的业务或数据。

DMZ区:部署DMZ服务器,为外部用户提供安全的业务访问。

（二）园区网络架构

医院园区网络中的有线网络采用典型的"核心层—汇聚层—接入层"的三层网络架构。三层网络架构采用层次化模型设计,即将复杂的网络设计分成几个层次,每个层次着重于某些特定的功能。三层网络架构设计的网络有三个层次:核心层(骨干网络、高速交换)、汇聚层(提供基于策略的连接)、接入层(将工作站接入网络)。有线网络详细介绍如下:

1. 核心层

核心层是网络高速交换的主干,提供快速、可靠的骨干传输通道,是所有流量的最终承受者和汇聚者,对整个网络的连通起到至关重要的作用。核心层应该具有可靠性、高效性、冗余性、容错性、可管理性、适应性、低延时性等特性。

核心层是网络的枢纽中心,重要性突出,应提供不同的网络层的路由规划和信息转发的功能,同时还需要保证不同级别的网络QoS,对于服务器的关键业务通过链路级和网络级的协议实现严格的控制和优先级的保证。

核心层部署两台交换机,核心交换机之间采用40G链路实现设备高可用和冗余性,避免单台设备故障引起的网络中断,核心交换机与汇聚交换机之间采用40G链路光纤互连。

2. 汇聚层

汇聚层是网络接入层和核心层的"中介",就是在工作站接入核心层前先做汇聚,以减轻核心层设备的负荷。汇聚层具有实施策略、安全、工作组接入、虚拟局域网(VLAN)之间的路由、源地址或目的地址过滤等多种功能。

汇聚层交换机是多台接入层交换机的汇聚点,它必须能够处理来自接入层设备的所有通信量,并提供到核心层的上行链路。汇聚层以大楼为单位,每个大楼部署两台汇聚层交换机,与数据中心内核心交换机之间通过 40 G 链路互联。

3. 接入层

接入层用于本地客户端工作站的网络接入。在接入层中,减少同一网段的工作站数量,能够向工作组提供高速带宽。接入层还应当适当负责一些用户管理功能(如地址认证、用户认证、计费管理等),以及用户信息收集工作(如用户的 IP 地址、MAC 地址、访问日志等)。接入层应该提供即插即用的特性,同时应该非常易于使用和维护。

接入层交换机可以根据弱电间交换机数量选择单台或者多台堆叠方式。当一个井道内又只有一台设备时,该设备既作为汇聚交换机上联,又作为接入交换机下联客户端。当有多台接入交换机时可以进行多台堆叠,再万兆上联至大楼汇聚交换机。

4. 链路带宽

考虑到目前主流网络架构为万兆,终端网卡主流为千兆,不同级别的医院的链路带宽建议如下:

二级医院:考虑有线网络要求"骨干万兆,万兆到楼宇,万兆到楼层,千兆到桌面",设备之间互连采用集群部署,提高链路带宽。

三级医院:考虑有线网络要求"骨干 40 G,25 G 到楼宇,万兆到楼层,千兆到桌面",设备之间互连采用集群部署,提高链路带宽。

大型医疗集团:考虑有线网络要求"骨干 100 G,40 G 到楼宇,25 G 到楼层,千兆到桌面",设备之间互连采用集群部署,提高链路带宽。

(三)无线网络架构

医院无线网络独立组网,与有线网络互不影响,故障排查简单,方便运维管理。无线网络采用"无线 AP+无线 AC"的建设方案。在需要无线覆盖的区域的墙壁、天花板等位置部署无线 AP 接入点,无线 AP 通过上联至楼层 POE 交换机,由 POE 交换机供电,POE 交换机直接上联至医院无线核心交换机,无线 AP 通过无线控制器进行统一控制管理及配置下发。

整个无线架构采用二层架构进行扁平化设计,不设置汇聚层交换机,可以节约成本,每台 POE 接入交换机万兆直连到无线核心交换机,保证整个无线网络的高性能。

整套无线网络包含无线控制器、无线核心交换机、POE 交换机、无线 AP 等组成。详细功能介绍如下:

无线 AP 包含面板式 AP 及吸顶式 AP,可同时工作在 2.4 G 和 5.8 G。安装于墙壁、天花板、吊顶内等各种位置,各楼层无线 AP 通过千兆双绞线汇聚至楼层 POE 交换机,无线 AP 接入 POE 交换机,由接入的 POE 交换机进行供电,无须本地供电。无线 AP 通过无线控制器进行统一控制管理及配置下发。

POE 交换机安装在不同的楼层的弱电井内的机柜内,将同一楼层/不同楼层的无线 AP 通过双绞线连接到该 POE 交换机,各楼层无线 AP 通过 POE 交换机的 POE 功能提供电流。

POE 交换机通过单模光纤上联至中心机房核心交换机。POE 交换机根据 AP 接入点数量采用 24 口/48 口 POE 交换机。

无线核心交换机安装在医院中心机房,各楼宇内的 POE 交换机通过单模光纤汇聚至该核心交换机,无线控制器旁挂到无线网络核心交换机上,完成无线网络组网后由无线核心交换机与医院骨干网络相连。

无线控制器是无线网络的核心,旁挂在无线网络核心交换机上,负责集中管理所有无线 AP,对 AP 管理包括:下发配置、修改相关配置参数、射频智能管理、接入安全控制等。

二、设备选型与配置

国家卫生健康委员会规划与信息司和统计信息中心于 2018 年发布的《全国医院信息化建设标准与规范(试行)》中"第三章基础设施"部分对网络设备的选项及配置提出了明确的要求,详细如下:

(一)核心交换机选型与配置

核心交换机应满足的要求如下:① 主控引擎模块、电源模块、风扇等具备冗余,业务板卡支持热插拔。② 支持千兆光电网口和万兆光电网口。③ 支持主流转发模式、堆叠技术、隧道及加密技术等。④ 支持主流的二、三层网络协议,安全加密传输技术。⑤ 支持多业务板卡、交换容量经验值≥25 TBbps、包转发率经验值≥2200 Mpps。

其中,二级医院满足①②③要求,三级医院满足①②③④⑤要求。

(二)汇聚交换机选型与配置

汇聚交换机应满足的要求如下:① 支持主流的二、三层网络协议。② 电源模块、风扇等具备冗余设计。③ 支持千兆光电网口和万兆光电网口。④ 支持主流转发模式、堆叠技术、隧道及加密技术等。⑤ 交换容量经验值≥2.5 T、包转发率经验值≥480 Mpps、接口数量应满足实际使用需求并具备冗余和可扩展性。

其中,二级医院满足①②③要求,三级医院满足①②③④⑤要求。

(三)接入交换机选型与配置

接入交换机应满足的要求如下:① 支持主流的二、三层网络协议。② 根据使用情况可采用 POE 交换机。③ 支持交换容量经验值≥250 Gbps、包转发率经验值≥90 Mpps、接口数量应满足实际使用需求并具备冗余和可扩展性。

其中,二级医院满足①②要求,三级医院满足①②③要求。

(四)路由器选型与配置

路由器应满足的要求如下:① 支持主流二、三层网络协议、QOS 服务。② 支持主流安全加密传输技术。③ 包转发率经验值≥15 Mpps,接口类型及数量应满足实际使用需求并具备冗余,支持双主控、双电源。

其中,二级医院满足①②要求,三级医院满足①②③要求。

(五) 无线控制器选型与配置

无线控制器 AC 应满足的要求如下:① 吞吐性能经验值≥20 Gbps,最大无线访问接入点管理数经验值≥1024,电口/光口及数量根据实际情况选配。② 支持主流接入控制、虚拟化、分层管理等技术。③ 支持主流安全防御技术,支持无感知认证和主流转发模式。

其中,二级医院满足①②③要求,三级医院满足①②③要求。

(六) 无线 AP 选型与配置

无线 AP 应满足的要求如下:① 网口 PoE 供电,支持内置天线或馈线方式,支持 RJ45 网线或本地电源适配器供电方式。② 支持主流无线通信协议。③ 支持安全加密、数据过滤等技术。

其中,二级医院满足①②③要求,三级医院满足①②③要求。

三、布线规划与管理

综合布线系统涉及医院内的计算机网络系统、通信自动化系统及楼宇自动化系统等多个领域,可以说是一个跨学科、跨行业的系统工程。因此综合布线系统应有总体规划和全局考虑,以确保该系统的稳定、可靠地运行。对于智慧医院建设,其内部信息传输通道系统(综合布线系统)已不仅仅要求能支持一般的语音传输,还应能够支持医院内各种办公图像存储、传输,能支持多种计算机网络协议以及多种厂商设备的信息互连等,可适应各种灵活的、容错的组网方案,因此开放的、能全面支持各种系统应用(如语音系统,数据通信系统等)的综合布线系统,对于现代化智慧医院建设不可或缺。

数据中心布线是连接数据中心基础设施和设备的不同部分,以实现网络连接和配电。数据中心布线可分为两大类:

(1)结构化布线。结构化布线设计遵循预定义的标准,并根据系统的带宽要求预先设置连接点和路径。它经过测试、组织和标记。刚开始,结构化布线可能既昂贵又耗时,但提高运营效率、降低维护成本和延长使用寿命的好处远远超过替代方案。

(2)非结构化布线。非结构化布线或点对点布线缺乏结构化布线的标准化方法。由于没有预先确定的设计,非结构化布线通常可以廉价快速地安装,但它很快就会导致严重的可扩展性和运营成本问题。

管理布线基础设施并不需要费很多精力。通过遵循一些基本原则,就将拥有记录完备且组织有序的布线,从而增强数据中心管理的各个方面:

(1)正确标记电缆。也许最基本和最容易实施的做法是组织和标记电缆。标签简化了故障排除并加快了电缆追踪,从而更容易避免停机并提高生产率。标签的具体做法应包括在每根电缆上贴上清晰的标签,使用允许导入列表的商业级标签制造商,颜色编码标签,并遵循 ANSI/TIA-606-B 等标签标准。

(2)确保电缆不会限制气流。从高架地板下或机柜内移除所有未使用和废弃的电缆。这些不必要的电缆会阻碍气流并导致温度升高,从而导致停机或因冷却效率低下而浪费能源。

(3)保持电缆凉爽。很多人都知道需要冷却数据中心的设备,却很容易忘记电缆也会变热。如果有大量电缆,额外的温度可能会导致断电。部署和监控温度传感器,以确保所有设备和电缆都得到适当冷却。

(4)使用电缆管理器。电缆管道、电缆环和电缆扎带非常适合紧密捆绑电缆并使其路径易于遵循。请记住,首先将电缆水平布置到机架上,将它们捆扎起来,当到达垂直空间时,转动捆束并进行垂直布置。

(5)电缆放置位置。如果数据中心较小且设备不经常更换,则可以将电缆桥架直接安装到机架顶部。这样快速且易于安装。然而,较大的数据中心将受益于悬挂在天花板上的电缆通道。有了它,可以移动机架或安装新机架,而无需重新调整电缆路径。

(6)使用配线架。配线架可帮助用户整理大量电缆,并为网络基础设施提供更大的灵活性。它们可以安装在机架内,并在一侧包括空白端口,在另一侧包括端接点。电缆可以很容易地端接、标记和修补到网络硬件中。

(7)维护准确的文档。实时跟踪数据和电源电路,以准确规划容量、执行故障转移分析并快速响应中断。网络文档做得越好,正常运行时间就越长,也可以缩短部署新设备的时间。而且无须物理跟踪电缆,可以快速参考文档以了解什么连接到什么。

四、网络安全管理

网络安全是指保护计算机网络系统和网络中的数据,以防止未经授权的访问、使用、破坏或泄露。网络安全包括多个层面和方面,旨在确保网络的机密性、完整性和可用性,同时保护用户免受各种网络威胁的侵害。本书将在第六章"智慧医院的安全与运维"中详细展开整体智慧医院安全管理的方式方法,包含网络安全防护的各类管理思路及技巧,此处仅从网络安全管理的目标、意义及概要方法为读者提供简要参考。

(一)网络安全的主要目标

(1)保护数据的机密性:防止未经授权的人访问敏感数据和隐私信息,通过使用加密、身份验证和访问控制来实现。

(2)保护数据的完整性:确保数据在传输和存储过程中不被篡改、损坏或修改,通过使用数据完整性校验、数字签名和数据备份来实现。

(3)保护网络的可用性:预防拒绝服务(DoS)攻击和其他网络威胁,以确保网络系统的正常运行和可靠性。

（二）网络安全涉及的多个关键领域

（1）网络设备安全：包括保护网络设备（如路由器、交换机和防火墙）免受恶意攻击和未经授权的访问。

（2）身份认证和访问控制：确保只有授权用户能够访问网络资源，通过使用强密码、多因素身份验证和访问权限管理来实现。

（3）防火墙和入侵检测系统：通过监测和拦截网络流量，阻止未经授权的访问和恶意活动。

（4）数据加密和安全传输：通过使用加密技术，保护敏感数据在传输过程中不被窃取或篡改。

（5）威胁检测和漏洞管理：监测和识别网络中的威胁和漏洞，并采取相应的措施进行应对和修复。

（6）员工培训和安全意识：提高员工对网络安全的认识和意识，避免社会工程和其他人为因素导致的安全漏洞。

（三）智慧医院应采取的网络安全措施

（1）加强基础设施网络安全建设，大力提升安全防护能力。应按照《网络安全法》和国家网络安全等级保护制度要求，依据《网络安全等级保护基本要求》《网络安全等级保护安全设计技术要求》等国家标准，开展相应等级的网络安全建设，健全完善网络安全管理制度，加强技术防护，建设关键信息基础设施综合防御体系。在落实网络安全等级保护制度的基础上，按照《关键信息基础设施安全保护要求》和行业特殊要求，强化整体防护、监测预警、应急处置、数据保护等重点保护措施，合理分区分域，加强网络攻击威胁管控，强化纵深防御，积极利用新技术开展安全保护，构建以密码技术、可信计算、人工智能、大数据分析等为核心的网络安全保护体系，不断提升内生安全、主动免疫和主动防御能力。

（2）认真组织开展演习演练、安全检测和风险评估，及时发现深层次问题隐患和威胁。网络安全建设完成后，医院应增强忧患意识，防范风险隐患，定期组织开展自查自纠，按照国家有关工作部署要求，针对基础设施开展网络攻防实战演习和应急演练，组织技术检测力量定期对关键信息基础设施进行全面、深度渗透测试，开展专项风险评估，聚焦重点、抓纲带目、综合施策、攻防相长，及时发现网络安全保护工作薄弱环节，从管理和技术层面挖掘关键信息基础设施深层次安全风险隐患，防微杜渐，不断提升关键网络安全风险隐患的主动发现能力和攻防对抗能力。

（3）加强数据安全和新技术新应用风险管控。医院应对核心业务系统所承载和处理的数据进行深入梳理排查，确认数据类型和资产情况，全面摸排数据资产并进行分级分类管理；对数据采集、存储、处理、应用、提供、销毁等环节，全面进行风险排查和隐患分析；加强新技术新应用安全保护和风险管控，逐步打造自主可控的安全防护体系。

（4）加强网络安全人才培养，大力提升网络安全队伍实战能力。医院要根据自身的情况，在人才选拔、任用、培训方面形成有效机制，坚持培养和引进并举，加强专门机构建设和人才培养，根据实际需求，突出实战实训，不断发现、选拔、培养行业网络安全专业人才，壮大人才队伍，大力提升网络安全队伍实战能力。

一是设置专门网络安全管理机构，配备专职人员，加强人才培育和教育训练；二是通过组织实战演习、建立特殊攻防人才的发现、选拔、使用机制。

综合来说，网络安全是一个综合性的概念，需要综合考虑技术、人员和运营方面的要素，采取多层次、多策略的措施来保护网络系统和数据的安全。

参考文献

[1] 胡建平.新一代医院数据中心建设指导[M].北京:人民卫生出版社,2020.

[2] 陆伟良.实用医院智能化系统工程[M].南京:东南大学出版社,2009.

[3] 周刚,姚刚.智慧医院信息化建设与应用[M].北京:电子工业出版社,2021.

[4] 陈洪杰,王金荣.智能医院建设与管理[M].北京:科学出版社,2020.

[5] 赵红霞,许兴宁.智慧医院基础设施规划与建设[M].北京:人民卫生出版社,2020.

[6] 李志荣,宋珊珊.智慧医疗与信息化实践[M].北京:中国卫生出版社,2022.

[7] 李岩,闫杰.智慧医院的建设与发展[J].信息技术,2020,42(6):138-139.

第四章 智慧医院的应用软件建设

医院信息化规划设计离不开政策引领与行业指导,国家卫生健康委员会发布的《全国医院信息化建设标准与规范(试行)》,对医院信息化建设情况进行了客观全面的衡量,起到规范和指导作用,提升医院整体的管理水平和效率,具有高度引领与指导性意义。利用先进的信息技术手段,对医院的各个业务流程进行数字化、智能化、集成化处理,提高医院的管理效率和医疗服务质量,实现医院管理、医疗服务、患者体验的全面数字化、智能化推进。同时信息化系统的建立与完善可以帮助医院提高工作效率和服务质量,减少人力资源的浪费,优化资源配置,提高医疗安全性和医疗质量。

在提升医疗服务质量方面,通过数字化流程和信息共享,实现医疗过程的透明化和协作,从而提高诊断和治疗的准确性,降低医疗事故风险,提升患者的医疗体验;在提升患者体验方面,引入移动医疗应用,提供在线预约、挂号、咨询等服务,减少患者等待时间,提高患者满意度;在提高医疗效率方面,引入自动化和智能化技术,优化医院流程,减少手工操作,提高医护人员的工作效率,缩短患者等待时间;在实现智能化管理方面,在预算管理、药品管理、设备维护等方面引入智能化技术,提高管理效率和准确性;在促进医疗信息共享方面,构建统一的电子病历系统,实现医疗数据的集中存储和共享,方便医护人员在不同科室间查阅患者信息,提升医疗协作效率;在强化决策支持方面,利用大数据分析和人工智能技术,对医疗数据进行深入挖掘和分析,为医院管理层提供决策支持,优化医疗流程和资源配置。

第一节 基础业务:医院信息管理系统常用知识

一、门诊信息管理

(一)门诊信息管理概述

门诊信息系统是医院或诊所门诊部门使用的计算机化信息管理系统,用于管理和记录患者在门诊就诊过程中产生的医疗数据和相关信息。这些系统旨在提高门诊部门的运作效率、提高医疗服务质量、优化患者体验,并支持医务人员在日常工作中的决策和协作。可以大大提高门诊医疗服务的效率和质量,优化医疗流程,减少繁琐的手工操作和纸质文档的使用,提高医务人员工作的便捷性和准确性。同时,门诊信息系统的数据记录和信息整合还有助于医院的数据分析和管理决策,推动医院的信息化建设和现代化医疗服务(图 4-1)。

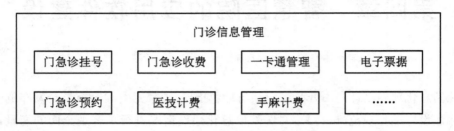

图 4-1　门诊信息管理功能架构图

(二) 门诊信息管理流程

门诊信息管理流程如图 4-2 所示。

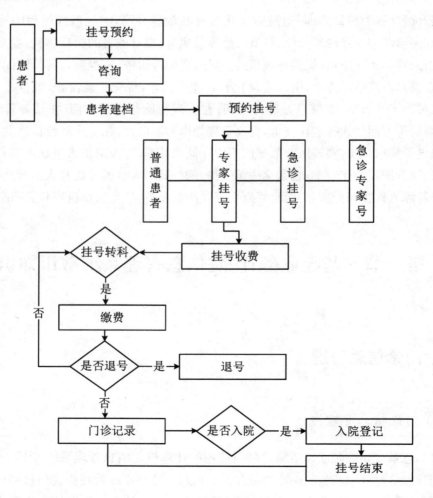

图 4-2　门诊信息管理流程图

（三）门诊信息管理功能描述

门诊挂号：系统应满足病案号、身份证、护照、医保卡、就诊卡、市民卡、患者姓名、手机号、电子健康卡、电子医保凭证等挂号患者的身份识别，识别完患者身份后可进行普通门诊、急诊门诊、专家门诊、专科门诊、体检门诊挂号。

门诊收费：系统应满足病案号、身份证、护照、医保卡、就诊卡、市民卡、患者姓名、手机号、电子健康卡、电子医保凭证等缴费患者的身份识别，患者识别完后自动调入患者费用信息，进行收费结算。可以选择医院优惠、现金、储值金余额、医保账户、微信、支付宝等收费方式。

（四）项目建设过程中难点

（1）整理医院档案，需要按照唯一标志增加档案控制。

（2）系统上线前要与财务科确定报表格式及使用纸张大小，统计报表按什么时间统计。

（3）与相关负责科室沟通建立相应的门诊类别、是否启用就诊卡、设定挂号有效期、是否启用义诊标志、是否开启免挂号费、免挂号费年龄等。

二、药品信息管理

（一）药品信息管理概述

药品信息管理是指医院、药房或其他医疗机构对药品信息的收集、存储、整合、查询和使用等一系列管理活动。药品信息管理的目的是确保医务人员能够及时、准确地获取药品相关的数据，以支持医疗工作中的决策和提供优质的医疗服务。帮助医院或药房实现药品信息的数字化、自动化管理，减少人工操作和纸质文档的使用，从而降低错误发生的概率，提高医疗服务的安全性和质量。此外，药品信息管理系统还有助于加强对药品质量的监控和管理，支持医院或药房进行科学的药品采购和库存管理，为医疗机构的医疗服务提供更加便捷和高效的支持（图4-3）。

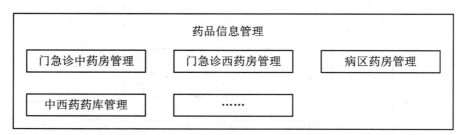

图4-3　药品信息管理功能架构图

（二）药品信息管理流程

药品信息管理流程如图 4-4 所示。

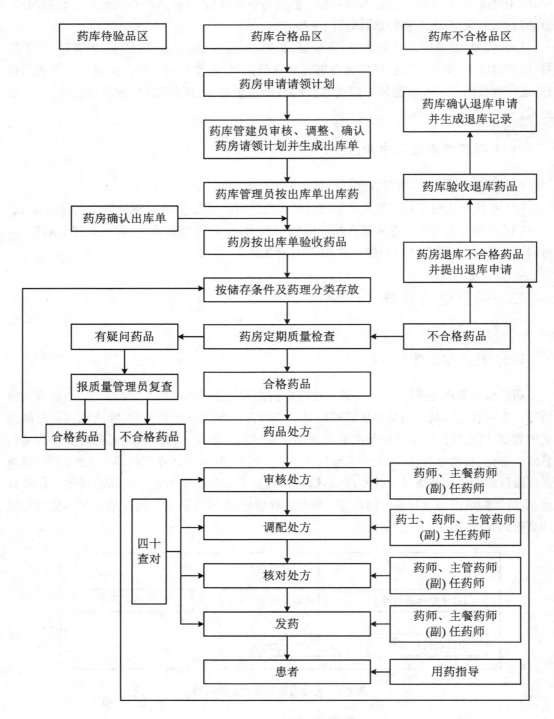

图 4-4　药品信息管理流程

(三)药品信息管理功能描述

药品采购入库:系统需要提供货到票到(正常入库)、货到票未到(挂账入库)、票到货未到(不能入库,仅支持单据编制)三种购入方式。同时要支持手工新增采购入库单、引入采购计划单自动生成采购入库单、引入采购订单自动生成采购入库单。

药品验收:系统需要单张入库单据验收,也支持同一家供货单位集中验收功能。未财务验收药品出库时自动产生平账记录,以冲抵药品实际购入进货价格和出库进货价格差。

药品入库:系统需要赠送、自制、盘盈等除采购入库外的其他入库业务,根据库房盘盈数据自动生成盘盈入库单。同厂家药品按批号、按价格、按效期分批次入库管理业务。

药品出库:系统需要药品报损、科室领用、盘亏出库等其他出库业务。通过引入入库单自动生成库房出库信息。同一厂家不同批次的药品按效期/库存数量出库,按效期分为早先出、迟先出,按库存数量分为大先出、小先出。

(四)项目建设过程中的难点

(1)维护药品信息,注意维护药品的药品包装信息。

(2)需对照医院药品目录批量维护数据字典,并调整相关药品规格权限,可选择批量导入 + 人工审核模式快速操作。

(3)确定药房数量及各个药房的功能,如有无急诊药房、出院带药药房、静配中心等。

第二节 临床业务:临床医疗系统常用知识

一、门诊医生工作站

(一)门诊医生工作站概述

门诊医生工作站系统是医院门诊信息管理系统的核心,是完成门诊病人诊疗服务的主要信息化平台,通过良好的功能与性能设计,协助门诊医生完成日常诊疗工作,诸如写病历、下处方、开申请、做处置等,加以临床辅助管理系统的支持,诸如临床知识库、合理用药、处方点评等,在提高门诊工作效率的同时,减轻门诊医生工作负担,提升门诊诊疗质量,保障患者安全。通过系统间的衔接,实现医生工作站与挂号收费系统、排队叫号系统、医技系统、药房系统等之间的数据共享及传输连贯性,从产品层面优化门诊就医流程,让患者满意(图 4-5)。

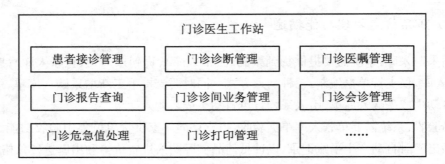

图 4-5 门诊医生站功能架构图

（二）门诊医生工作站流程

门诊医生工作站流程如图 4-6 所示。

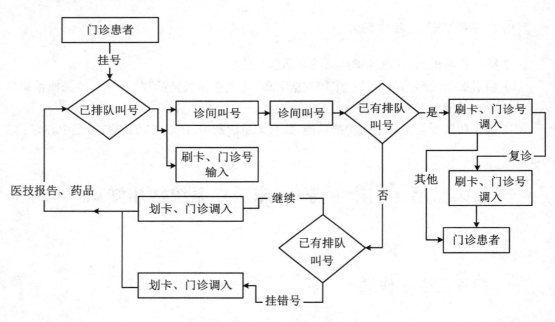

图 4-6 门诊医生站业务流程图

（三）门诊医生站功能描述

1. 患者接诊管理

患者诊前管理：提供门诊日志模式，前置诊疗流程，在医生接诊患者前，提供预问诊流程，对患者基本病情进行了解。

接诊操作：在接诊患者时，提供各种接诊模式，包括刷就诊卡、医保卡、身份证等其他电子凭证，或输入病历号调入接诊患者，或从待诊、诊中、诊毕、本科室患者病人列表中选择患者调入接诊，并集成排队叫号系统功能管理患者接诊顺序。

2.门诊医嘱管理

门诊医嘱规范管理：规范化门诊医嘱状态管理，提供已开医嘱的集中预览和补充修改功能，支持图表化展现，利用图标完美呈现医嘱执行、皮试、审核、报告等状态，可按全部、药品、检验、检查、诊疗分类管理；并在医嘱中实现自动分方与打印功能，按处方拆分规则进行处方拆分，并可进行集中预览和打印。

门诊医嘱助手录入：通过医嘱助手功能，实现临床医嘱的快速开立。在助手功能中，支持对医嘱模版大组套概念的引用；支持对患者历史数据的引用；支持对高频检查、高频药品、高频处置、常用个嘱的引用管理；并结合集中式开单模式，对检验、检查、病理类型医嘱集中式操作。

3.门诊危急值处理

基于十八项医务核心制度管理，门诊提供检查、检验危急值处理消息提醒，默认登录医生站时自动弹窗处理；并支持与移动端对接，满足医生通过移动端处理患者危急值需求。

4.门诊诊间业务管理

诊间预约：通过全院统一资源池管理，在诊间为患者提供复诊预约功能，可为患者预约当前医生、本科室、本机构、所有机构号源。

诊间记账、结算、退费管理：提供诊间记账功能，业务场景如日间手术、急诊留观、急诊无身份人员，使用医院账户的储值金余额先进行授信记账。

诊间住院证开立：提供门急诊医生下达住院证功能，并支持检查、检验医嘱预开立功能；支持住院证保存完毕时自动打印住院证。

（四）项目建设过程中的难点

（1）门诊医生工作站各科室都是专病专治，建议医生把常用的药品、诊断、病历存为个人模板，在实际工作中可以简化医生的操作流程及手工录入时间。

（2）医生开方是通过输入开药数量换算用药天数，需要输入天数去生成用药数量，并通过向上取整或向下取整进行药品数量的换算以及天数的调整。

（3）草药开具，要明确每剂煎次、每剂煎量、煎药方法、每次用量。

二、住院医生工作站

（一）住院医生工作站概述

住院医生工作站系统需要将住院诊疗业务集成化、系统化，为完成住院病人诊疗服务提供一个完善的信息化平台，以协助医生完成日常诊疗工作，诸如写病历、下处方、开申请、做处置等，通过系统间的衔接，实现医生工作站与医技系统、药房系统等之间的数据共享及传输连贯性，从产品层面优化住院流程（图4-7）。在病房医生站中加以临床辅助管理系统的支持,诸如临床知识库、合理用药、抗菌药物管理等,在提高住院诊疗工作效率的同时,减轻医生工作负担,提升诊疗质量,保障患者安全。

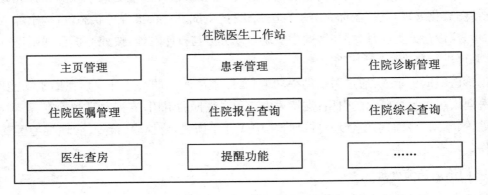

图 4-7 住院医生站功能架构图

(二)住院医生工作站流程

住院医生工作站流程如图 4-8 所示。

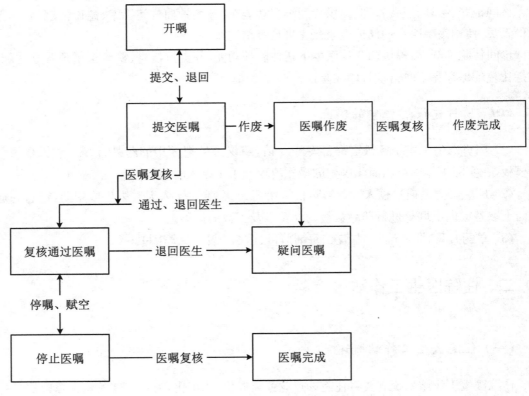

图 4-8 住院医生站流程

（三）住院医生站功能描述

1.患者管理

以列表、床头卡、简卡形式对患者信息进行管理,支持在界面中展示患者基本信息、床位基本信息和实时状态跟踪,并通过图形化形式提供临床路径病人、重点病人、手术病人、欠费、护理等级、过敏信息等可配置的患者标志。

2.住院诊断管理

住院诊断提供对病人诊断进行集中管理的模式。在同一界面中提供初步诊断、入院诊断、修正诊断、补充诊断、出院诊断等多种诊断过程管理功能;并支持住院诊断规范化管理,对标 ICD-10 标准编码及自定义临床诊断名称描述。

3.住院医嘱管理

住院医嘱录入:提供西成药、草药、检查、检验、手术、护理、文字等医嘱集中录入功能,通过分类前缀实现自动分类输入,打破医嘱和申请单分离录入模式。

住院医嘱规范管理:提供医嘱录入和管理功能,实现医嘱的开立、删除、签署、停嘱、作废、打印等功能;并在业务逻辑上支持医药分离模式,医生按通用名(服务项目)开立医嘱,在商品绑定时机再指定到具体药品。

住院医嘱助手录入:住院医生站提供医嘱助手功能,快速实现临床医嘱的快速开立。在医嘱助手中,支持医嘱模板、患者历史医嘱、高频检查、高频药品、高频处置、常用医嘱引用,为医生医嘱录入提供便利。

住院医嘱智能计费:支持医嘱费用处理智能化,检查项目按部位自动加收费用,检验项目按指标自动加收费用,会诊费用按会诊个数自动加收等,且支持医嘱附加项目自动关联,允许人工补充修改。

4.住院报告查询

支持在住院医生站有且不限于检验、检查、病理、电子病历数据报告查询,也支持历史某段时间内就诊报告的查询。支持图文报告查看以及内嵌式影像浏览器接口查看。支持医联体、医疗集团模式可跨机构、跨院区查看患者所有检验检查结果报告。在检验结果中支持检验定量指标的趋势图分析,分单指标趋势图和多指标趋势图。

5.业务提醒功能

基于十八项医务核心制度要求,提供医生多种业务提醒功能,例如危急值提醒、会诊提醒等业务消息提醒。以帮助医生能够及时填写病历资料,避免医疗差错与纠纷。在提醒方式上,系统提供多种业务提醒方式,包括系统消息、手机短信、邮件等。

6.住院综合查询

提供临床诊疗业务数据的查询功能,包含处方点评结果、临床危急值报告、住院病历查询等。

7. 他科治疗管理

提供本科室诊疗之外其他科室的诊疗服务并行的功能，即"他科治疗"，包含"血透（透析）、PICC（经外周静脉置入中心静脉导管）、理疗、DSA（数字减影血管造影）"等科室，支持上述治疗室医师进行申请单管理、病历书写、医嘱开立、医嘱计费、查阅病历等。

（四）项目建设过程中难点

（1）医生开完医嘱后，可以直接预停医嘱，不受护士是否审核控制。

（2）会诊流程优化，可以邀请特定医生会诊，也可以按照医生级别进行邀请，受邀科室医生主动进行提醒，并在签名后按级别进行会诊费计费。

（3）住院医生上线前，需要维护大量的医生角色、医生门诊权限、处方权限、退药权限，可以通过预制表格统计好后导入数据库。

三、护士工作站

（一）护士工作站概述

护士工作站是指在医院或其他医疗机构内为护士提供工作支持和信息交流的专用工作站，是一个集成了多种功能和信息系统的计算机化平台，旨在提高护士的工作效率和质量，加强护士与其他医疗团队成员之间的沟通和协作（图 4-9）；可以有效提高护士的工作效率和工作质量，优化护理流程，加强医护团队的协作与沟通；使得护士能够更加专注于患者护理，减少繁琐的手工操作和纸质文档的使用，提高医疗服务的安全性和质量。同时，护士工作站的数据记录和信息整合还有助于医院的数据分析和管理决策，推动医院的信息化建设和现代化医疗服务。

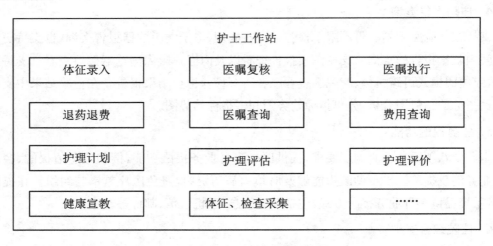

图 4-9 护士工作站功能架构图

（一）护士工作站流程

护士工作站流程如图 4-10 所示。

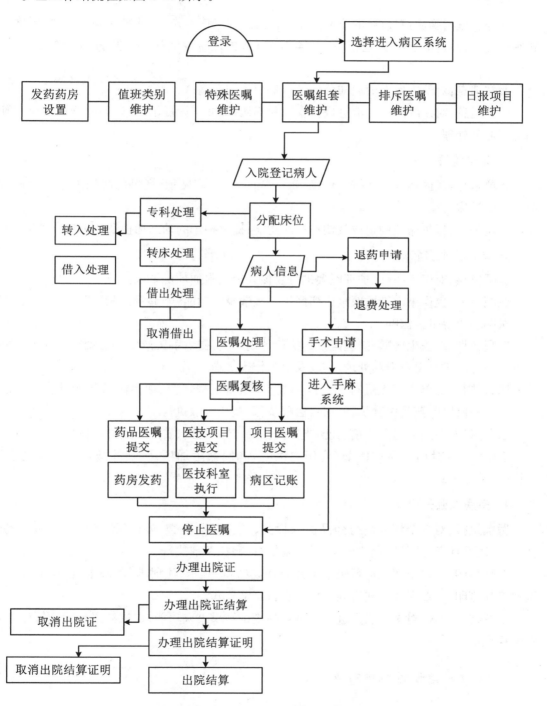

图 4-10　护士工作站业务流程图

（三）护士工作站功能描述

1. 病区管理

业务提醒与确认：对重要的业务操作进行提醒与确认操作，包括转科确认、换病区确认、转医生确认、他科治疗确认、手术确认、会诊确认、护理时效确认、护理路径确认、诊断记录确认。

通知消息：对院内发布的通知公告进行集中查询和确认。

业务消息：对系统的业务消息进行查询和确认，例如审计提示信息、药库增加新药、药库调价等业务处理。

2. 床位管理

床位卡片：病区病人支持按床位细卡、床位简卡、列表展示，提供住院病人床位分配、换床、包床、转床功能。

床位辅助：提供床位的定位及快速过滤功能；提供护士的动态切换及主页锁定功能。

3. 单病人业务管理

医嘱复核：对医生医嘱、护理医嘱进行复核处理及附加计价录入。

医嘱录入：提供录入纸质医嘱或病区护士医嘱录入功能，能够录入长期医嘱、临时医嘱、急诊医嘱和出院带药医嘱。

医嘱计划：对医生医嘱、护理医嘱的执行计划产生，提供手工产生和自动产生功能，并能根据医嘱计划进行退费退药处理、作废及取消作废处理。

医嘱执行：对单个病人进行药品医嘱提交、项目医嘱提交、项目医嘱计费、附加医嘱计费、嘱托医嘱计费、药品医嘱执行、项目医嘱执行、嘱托医嘱执行。

医嘱退药：对病人退药申请功能，支持按药品、计费日期、费用日期进行退药。

医嘱查询：对病人所有医嘱（含历史医嘱）和医嘱附加项、医嘱计费及医嘱计划进行查询。

4. 多病人业务管理

医嘱执行：对多个病人进行药品医嘱提交、项目医嘱提交、项目医嘱计费、附加医嘱计费、嘱托医嘱计费、药品医嘱执行、项目医嘱执行、嘱托医嘱执行。

医嘱打印：对多个病人进行医嘱卡片打印，支持口服卡、注射卡、静滴卡、饮食卡等多种医嘱卡片打印，医嘱卡片格式有固定格式和自定义格式。

皮试结果录入：对多个病人进行皮试药品皮试结果录入功能，皮试结果反馈到医生站及医嘱执行单。

（四）项目建设过程中难点

（1）需要维护大量的护士角色、护士科室权限，可以通过预制 Excel 表格统计好后导入数据库。

（2）病人术后或转科后，重开护理级别等其他需要发生变更的费用，需要重新计费，原计费需要做自动退费处理，防止重复收费。

（3）维护好发药药房，防止医生无法开药。

四、电子病历

（一）电子病历概述

住院电子病历系统对各类住院病历资料进行结构化处理，提供方便、快捷和准确的书写和结构化存储。住院电子病历系统应能实现结构化处理，提供方便、快捷和准确的书写方式，提供书写的病历资料包括"首次病程记录、入院记录、病程记录（分病程记录、上级医师查房记录、术后病程记录、诊疗操作记录等）、术前小结、手术记录、各种手术治疗同意书、会诊记录、出院小结、死亡记录、病案首页"等（图4-11）。通过对电子病历系统结构化、数据化的处理，病历信息的自动提取等，提高了病历书写效率，同时实现电子病历信息的共享和调阅。住院电子病历采用新一代 B/S 架构模式，具有强扩展性、客户端零部署、符合自主可控的国产化等特点。

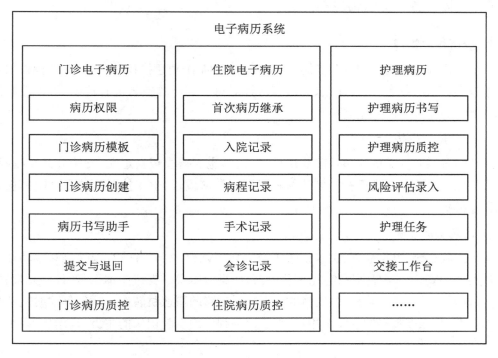

图4-11　电子病历功能架构图

（二）电子病历流程

电子病历流程如图 4-12 所示。

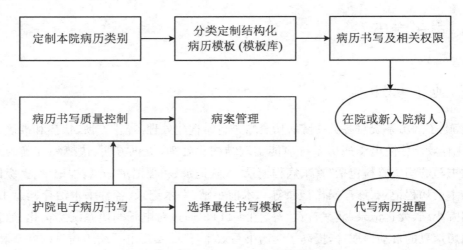

图 4-12　电子病历业务流程图

（三）电子病历功能描述

1．病历权限管理

系统提供住院病历操作权限控制，根据角色控制某个角色操作某一类病历，操作权限区分查看权、创建权、签名权、打印权、导出权。针对每份病历的签名也有控制，可以控制某个元素由哪一类职级的医生签名。

2．住院病历模板

系统内置一套标准的科室住院病历模板，同时也支持模板自定义，支持公共级模板、科室级模板以及医生的个人模板。创建模板时默认科室模块，也支持医生选择全院模板或者其他科室模板。

3．住院病历创建

提供入院记录、首次病程、手术记录等全套病历创建、签名、打印、删除等基本功能。病历书写类似 Word 书写界面风格，结构化书写，所见即所得。支持文本元素、日期元素、单选元素、多选元素等多种书写格式，支持病历书写时元素的快速跳转等。病历创建时支持病历内容相互引用、三方数据的自动引用，比如首次病程引用入院记录的主诉、现病史，以及生命体征自动从移动护理获取等。

4．病案首页创建

提供结构化病案首页书写功能，病历模板根据国家标准进行制作，同时附页支持医院的个性化信息添加（比如国考相关）。病案首页 90% 以上内容自动引入，比如患者基本档案、出院诊断、手术操作、病理信息、费用等。自动引用的信息也允许编辑，比如手术操作信息等，允许调整手术顺序或者手术记录数量。首页签名完成时,对接首页质控系统校验信息的完整性、一致性、合规性等。

5. 病历模板套餐

提供按病种设置的模板套餐,方便医生快速创建文书,可以一次创建多份文书。

6. 病历自动创建

提供病历医嘱文书的自动创建功能,比如会诊医嘱开完自动创建会诊记录、输血完成自动创建书写病程录、危急值处理后自动创建危急值病程录等。同时自动生成的文书能跟医嘱关联,但医嘱发生变更时,相关文书信息也会自动变更。比如删除或者作废会诊医嘱时,自动删除医嘱关联的会诊文书。

7. 病历书写助手

病历书写助手,即当次就诊的诊疗数据中心,按需布局助手展示界面、常用语、我的模板、检验、检查报告、历史病历、特殊符号、医学图片等。方便医生在一个页面了解患者病情,同时根据不同项目定制结构化引用内容,方便回写到文书。

8. 通知上级签名

住院医生病历书写完成并且签名后,可以通知到上级医生,上级医生可以在手机端或者HIS 系统端进行文书签名,页面筛选出待签名文书,上级可以方便查看(手机端签名需 CA支持)。

9. 病历打印与导出

提供病历文书的打印,支持单份文书打印、多份批量打印以及病程记录的续打。同时也支持住院病历的导出,支持选择一个或者多个病人导出相关的 PDF 文档。

10. 病历提交归档

提供给医生使用的电子病历归档整理页面,页面集成患者在院内的全部文书,含医生文书、护理文书、检查、检验、医嘱、病理等,医生在一个页面对文书进行整理,确认后提交到病案室(结合病历归档系统使用)。

11. 病历封存管理

病历封存,是对有争议的文书进行封存,封存后不允许医生修改文书内容。争议解除后,再进行解封处理,解封后病历文书操作同普通文书一致。病历封存和解封均由质控科处理。

(四)项目建设过程中的难点

(1)病历模板的维护,根据医院的需求进行配置。

(2)提供部分病历内容质控规则减少医生书写病历时问题的出现。

第三节　医技业务:医技信息系统常用知识

一、临床检验信息管理

(一)临床检验信息管理概述

医院临床检验系统是指专门用于管理和支持医院临床检验工作的信息系统,是一个集中管理医院临床检验数据、优化检验流程、提高检验效率和质量的计算机化系统。该系统能够整合各类临床检验数据,包括血液、尿液、组织、体液等样本的检测结果,以支持医生和医疗团队对患者进行准确的诊断和治疗决策。

临床检验信息管理以结构化检验知识库为核心,以信息化手段为抓手,实现全方位管理。包括以智慧申请、智能采集、智能运送、微检验等为主题的精准服务;以检验小助手、自动审核、专家系统、智慧报告、智慧微生物检验、智能疾病预警、结构化检验知识库、智能分析等为主题的智能检验;以智能标本接收与分配、自动化检测、智能标本管理为主题的智慧调度;以质量管理、实验室管理、智能运控、智能监控为主题的智慧管理;引入管理单元的管理理念,满足多检验科室集中部署和层级管理,满足智慧实验室提升质量、精准服务、提高效率、降低成本的管理需求(图4-13)。

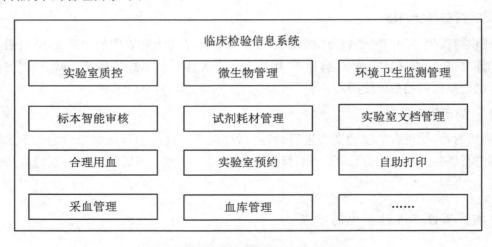

图4-13　临床检验信息管理功能架构图

(二)临床检验信息管理流程

临床检验信息管理流程如图4-14所示。

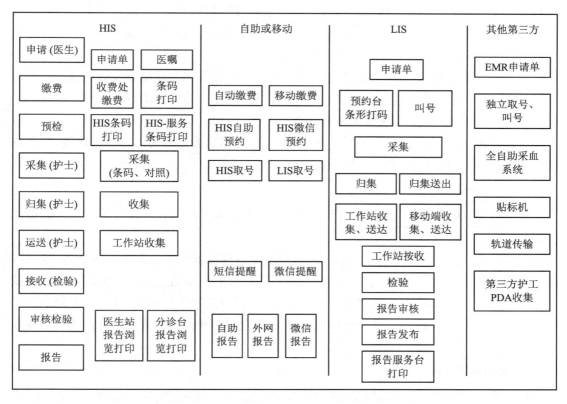

图 4-14 临床检验信息管理系统

（三）临床检验信息管理功能描述

1. 基础主业务

检验电子开单：需要与检验开单系统无缝对接，提供给医生各种标准组合项目、自定义组合项目和单项目的选择开单，根据医院一贯的习惯和新的政策可以维护各种标准组合和自定义组合，提高医生的工作效率。在医生给病人开完电子申请单后，医生可以直接在系统中查看该病人的电子申请单的执行情况和标本当前的状态（如：收费情况、标本是否采集、标本是否送到检验科、标本是否开始测试、标本的结果是否完成等），并可以直接查看报告单的结果。

门诊采血：以防止血液标本差错、提升病人满意度、避免医患纠纷为目的，打造标准化采血流程，实现实验室标本分析前质量控制的智能化解决方案。是以采血管贴标分配系统为核心，排队管理系统为辅助，再结合为医院本身已有的 HIS/LIS 系统所准备的数据接口系统所组成，该项目适用于门诊、体检中心等。提高采血流程的标准化、智能化、自动化和信息化，有效保证了医嘱、患者信息、采血标本等内容的完全一致性，有效提高采血工作效率和标本合格率。

住院检验执行模块：护士执行医生开立的检验医嘱并产生条码、打印条码标签，护士根据标签上的信息提示（如试管类型、病人姓名、床号、项目信息等）贴上相应的试管，并可以打印标本采集的清单、标本运送的清单,确定标本采集时间和标本采集人,对于检验科退回的标本系统直接提示,护士可以直接重新打印条码标签,重新采集标本。在确定采集标本时确定收取试管费和抽血费保证收费的准确性。

标本前处理系统:是完成来自全院或外部标本的接收、计费、分发给各检验部门。该过程通过管理规范标本交接过程,避免标本的错漏,以及对不合格标本的规范处理。通过系统监测标本送错、漏送等情况,主动识别和提醒。

常规报告系统:本系统是检验系统的核心系统,主要完成来自门诊、住院、体检、外单位的标本登记、结果数据的采集、结果审核及发布、危急值发布等。

2. 设备通信系统

单向设备:完成仪器原始数据采集及解析,包括各种传输模式(串口、网口、USB、读文件等)。

双向设备:对于支持条码读取的仪器,本模块可以使仪器实现双向通信的功能,仪器可以通过读取试管上的条码,自动获取条码信息对应的检验医嘱信息,自动测试检验项目,仪器不会漏检检验项目,并且与标本放的位置也无关,只与条码信息相关,可以杜绝标本张冠李戴的差错。对于所做项目,系统可以预先设定稀释倍数,从而大大提高检验的工作效率和工作质量。

3. 试剂耗材管理

试剂维护:维护信息包括试剂类别、试剂基本信息、生厂商、供应商、试剂出入库方式、成本核算参数等管理。

试剂字典:定义试剂的类别,包括实际的类别名称,类别编号,包装单位(大包装、小包装单位、大包装规格、小包装规格),高存储报警数量(以小包装为准),低存储报警数量(以小包装为准),使用科室,试剂有效期,开瓶效期,使用仪器,使用的项目,成本核算参数,注册证及效期等。

试剂入库管理:试剂库采用条码化管理方式,根据采购单,生成入库单,修正入库数量(可能入库的数量跟采购的数量不相同,或者采购的数量被多次入库),入库时生成试剂条码;入库时进行试剂质量及试剂性能验证。

试剂出库及消耗:试剂出库包括试剂申领、领用及消耗。试剂申领经过审批后出库,各实验组使用时登记消耗记录,出库和消耗自动判断效期并提醒,试剂出库遵循效期先入先出原则,优先使用近效期试剂。

4. 实验室质量管理

实验室系统管理以流程管理为方法,对实验室每一个过程建立流程和文件,以此来执行,"写我所做、做我所写、记我所做、纠我所错"。

同时,在得到过程监控数据后,对各个环节数据进行分析和评估,为实验室过程的改进提供有效的依据,达到实验室全面质量管理的目的,提升人员的学术水平以及各相关部门工作积极性及效率。

（四）项目建设过程中的难点

（1）医院有其他科室要做化验，保证每个科室都可以顺利进行。

（2）通过通信程序可以自动接收到设备的检验结果，减少院方手工在系统中录入结果的问题。

二、医学影像信息管理

（一）医学影像信息管理概述

放射科信息管理用于完成医院放射科常规影像检查工作流处理任务。系统能够提供对HL7标准通信的支持，能够建立 RIS 系统与影像检查设备间的数据通信和交换，将患者检查安排数据直接传递至影像检查设备工作站。并支持 RIS 系统与 PACS 服务器间的数据集成、RIS 系统也能够与提供相应标准接口能力的 HIS 系统间实现集成和数据通信（图 4-15）。

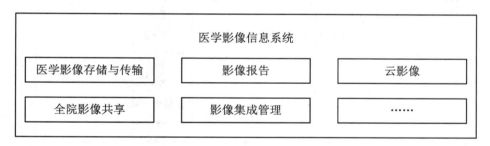

图 4-15　医学影像信息管理功能架构图

（二）医学影像信息管理流程

医学影像信息管理流程如图 4-16 所示。

（三）医学影像信息管理功能描述

系统用于完成医院放射科常规影像检查工作流处理任务，支持 RIS 系统与 PACS 服务器间的数据集成、RIS 系统也能够与提供相应标准接口能力的 HIS 系统间实现集成和数据通信。

系统登录界面可以指定连接数据库类型，以及指定的机构进行登录，登录成功后，如有多个角色则会显示角色选择。支持与 HIS 和 EMR 系统直接通信，获取患者的相关信息和检查申请信息，也支持通过 API 接口与第三方 HIS 系统建立连接以获得患者相关信息，提高检查登记效率。

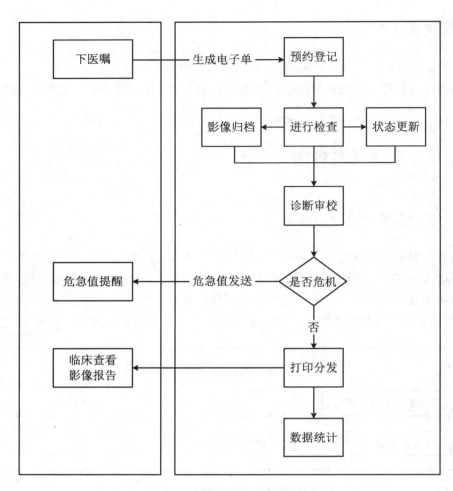

图 4-16   医学影像信息管理流程

1. 预约登记工作站

可对检查类型、检查部位、科室、病房、检查技术内容选择值进行预设，或直接从 HIS 系统读取。对不同类型检查的收费可自行预设及维护检查套餐费用。可对申请单内容执行高拍仪采集录入管理，亦可从 EMR 系统直接读取检查申请信息。支持完成登记后条码打印输出患者基本信息。

检查列表：主要功能是查询和显示，用户可以指定一些需要的条件进行查询，查询的数据列在点击列表的左上角，绿色区域则会显示列表相关列，通过弹出的设置框可以设置列的位置以及状态，本系统相关的列表都可以通过左上角进行设置。

2. 技师管理工作站

可执行按检查类型、设备分诊能力，可执行当前检查患者信息更新、修改及检查参数的登录，可执行检查操作者工作量登记和管理，支持患者检查排序和叫号信息的屏显和语音输出。

3．诊断报告工作站

内置诊断报告模板生成、编辑及管理机制，可以将当前报告直接存为报告模板，提供查询前级医师报告和既往检查报告功能，可直接调用当前报告患者检查申请单内容参考，提供从报告界面直接执行报告打印预览功能，提供报告界面直接执行报告打印输出功能。

辅助诊断检查：可查看当前电子申请单、EMR 电子病历、LIS 化验结果、PACS 以往检查、PACS 历史检查。

报告书写审核：书写、审核、重申报告，支持多屏接口，支持 DCM 图像信息修改。

系统集成：集成 HIS、体检、EMR 相关接口，可实时进行数据交互，还可以针对危急患者进行危急值的处理。

还可与影像工作站软件集成及数据通信，执行图文一体化诊断报告构建和输出（自动从图像工作站获取导出的关键影像帧）；在诊断报告过程启动时，自动触发和激活同步执行当前患者影像序列查询、自动装载和浏览过程。

查询功能：可自动查询并获取当前患者检查的影像在线状态，为医师第一时间启动患者影像诊断报告操作提供确认条件。

报告打印管理：可以灵活地执行分布式或集中式打印模式的执行和管理，提供多种报告打印输出格式（如文本/图文/加框/开放式）自定义设置能力，提供报告预览功能，支持报告分发过程的通告和排序信息的屏显和语音输出。

三、病理信息管理

（一）病理信息管理概述

病理信息系统是一种用于管理和存储病理学数据的软件系统。病理学是医学领域中研究疾病本质和病变的科学，通常通过对组织、细胞和体液的显微镜检查来进行诊断和评估。包含阅片、三级诊断模式，技术切片评级、特殊病历收藏、疑难病例追踪、科内会诊申请等功能（图 4-17）。

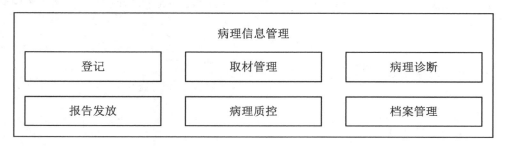

图 4-17　病理信息管理功能架构图

（二）病理信息管理流程

病理信息管理流程如图 4-18 所示。

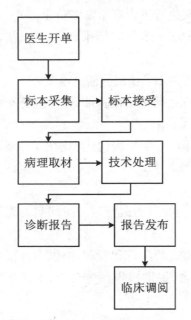

图 4-18　病理信息管理系统业务流程

（三）病理信息管理功能描述

1．打开病例

自动提示打开病例的状态信息以及历次检查的情况。

2．三级诊断模式

提供三级医生诊断模式，上级医生可对病理诊断进行复查、书写修改意见并单独保存供原报告医生查看。

3．发送医嘱申请

向取材和制片站点分别发送补取、重切、深切、特检等医嘱申请，可查看内部医嘱的执行情况。

4．发出科内会诊申请

可发出科内会诊申请，系统在"会诊病例"列表自动进行提示，其他医生进入系统后可快速打开这些会诊病例并书写自己的会诊意见。

5．疑难病例追踪

可对疑难或特殊病例进行追踪管理，系统在"随访病例"列表自动进行提示。

6．病例收藏

可对感兴趣的病例进行收藏管理，在列表"我的收藏记录"中可检索这些记录。

7．记忆修改前内容

对记录的修改与删除操作，系统通过日志表功能自动记忆修改前的内容，确保数据安全。

四、心电信息管理

（一）心电信息管理概述

心电信息系统是一种专门用于记录、存储、分析和管理心电图的计算机化信息管理系统。心电图是用于监测和评估心脏功能的常见诊断工具，通过记录心脏的电活动，医务人员可以了解心脏的节律、传导和功能状态，从而帮助诊断心脏病和其他心血管疾病。

心电信息系统实现心电预约登记、电子叫号、心电图计费、心电图检查、报告、集中存储、临床共享、统计检索的全流程信息化管理。临床科室直接采集心电图,实时传输到心电诊断中心,从而解决长期困扰医院的病房心电图检查慢、效率低、不及时的现象,让少数的心电图诊断专家为全院乃至本地区的所有心电图检查提供专业及时的诊断服务(图 4-19)。

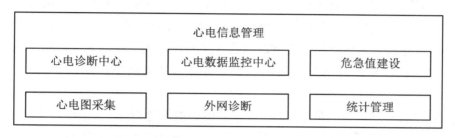

图 4-19 心电信息管理功能架构图

(二)心电信息管理流程

心电信息管理流程如图 4-20 所示。

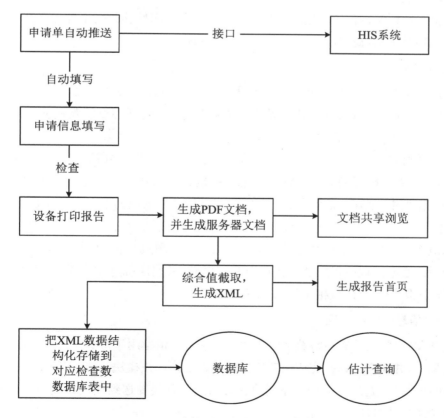

图 4-20 心电信息管理系统业务流程

（三）心电信息管理功能描述

1. 心电中央数据监控中心

数据库服务模块：信息中心配置心电信息综合管理主服务器，使用企业级高端服务器，完成所有心电图及病人资料接收、存储、调度、分发等服务，并直接提供数据访问服务。

危急值预警：提供心电危急值项目字典，当心电图发送到诊断中心时，系统后台自动预分析，对于系统已经判断出存在危险情况的病人及时在采集工作站发出提醒。同时在心电诊断工作站中，把存在危险情况的数据在当前待分析的数据中自动排序在上方，并给出提醒。

危急值反馈：对于确诊的危急病人，对危急值心电图进行标记，备注危急诊断、救治建议。标记后的心电图危急提醒及时传输至医院，医院有相应弹窗、声音提示，从而提醒医护人员进行相关危急处理。

2. 三合一心电诊断中心

心脏无创检查"三合一"诊断中心：建立全生命周期的心脏健康档案与患者电子病历，高效提升区域心脏病急诊救治能力和慢病管理水平。

心电检查数据实行预诊断处理，根据分析结果分为：阳性、阴性、不确定等几个类别。配合系统危机预警机制，提醒诊断医师对报告优先处理。

3. 危急值建设

心脏病患者和一些心脏疾病高危人群需长期关注自己的心脏状况，定期随时请求医生的帮助，建立有效的危急值管理体系及 120 救护体系，是提高心血管疾病防治水平的有效途径。

危急值预警：提供心电危急值项目字典，当医院心电图发送到诊断中心时，系统后台自动预分析，对于系统已经判断出存在危险情况的病人即时在采集工作站发出提醒。同时在心电诊断工作站中，把存在危险情况的数据在当前待分析的数据中自动排序在上方，并给出提醒。

危急值反馈：对于确诊的危急病人，对危急值心电图进行标记，备注危急诊断、救治建议。标记后的心电图危急提醒及时传输至基层医院，基层医院有相应弹窗、声音提示，从而提醒基层医院医护人员进行相关危急处理。

4. 门诊信息化流程管理

心电图预约登记：检查科室获取医生的电子检查申请单用于检查预约心电图、动态心电的待检查患者，并实现分诊。完成患者信息的录入工作。该模块通过 HIS 接口与 HIS 系统通信，直接获取待检查患者信息。登记的患者信息可直接发送到连接心电图机电脑上。预约登记支持条形码打印。

排队叫号：该模块应用于门诊心电图室，与预约登记工作站联合工作，通过在候诊区安装液晶显示屏与音响，实现自动语音呼叫患者就诊，并在液晶显示屏上显示待检查患者信息,同时可显示其他广告类信息。支持姓名的自动语音呼叫,该功能优化心电图检查流程,将患者固定在候诊区,提高医院形象,增加患者就诊满意度。

统计检索:提供数据挖掘系统,可以对各个医院的工作量汇总、每日工作量、报告阳性率、会诊中心工作量、疾病分类统计、患者流量分析等进行报表与图表统计,并支持打印导出功能。

5. 医生报告诊断工作站

心电诊断中心设立在心电图室(功能科),负责集中处理全院所有心电病历的报告,具有专业的心电图处理分析功能。检查后的结果由专业的医生集中处理报告,通过 WEB 方式将报告发布于全院医生工作站,实现心电图信息图像全院发布并共享。

接收门诊、病房传输来的心电数据,集中分析、处理、编写报告,传送电子报告("三合一"会诊报告系统:静态心电图、动态心电图、动态血压分析软件)。

第四节 医疗管理:质控管理系统常用知识

一、医务管理

(一)医务管理概述

医务管理系统是一种计算机化信息管理系统,旨在支持医院和医疗机构内部的各项管理工作。这类系统将信息技术应用于医院管理流程,提供集中化的数据存储、处理和分析,以帮助医院管理层和医务人员更高效地管理医疗服务、资源和患者信息。发挥住院业务的集中管理的角色,主要负责住院各类业务的管理、监管和审批的功能,负责临床医生相关权限的设置工作。负责临床路径、处方点评、抗菌药物管理、单病种上报的审批管理等功能(图 4-21)。

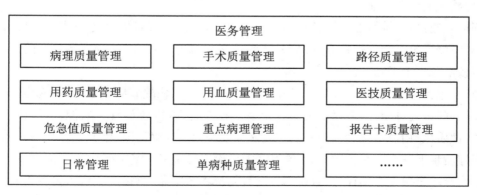

图 4-21 医务管理功能架构图

（二）医务管理流程

医务管理流程如图 4-22 所示。

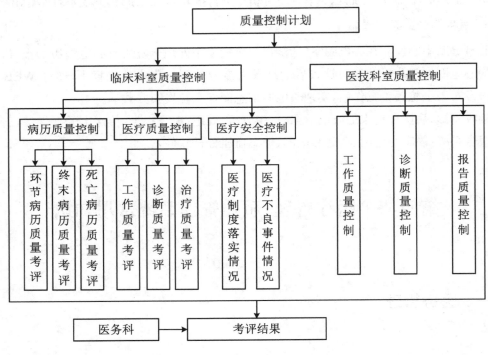

图 4-22　医务管理业务流程图

（三）医务管理功能描述

病历检查：包括门诊病历、急诊病历、病区病历、住院病历四个子功能。

质控检查：包括院内感染管理环境监测、门诊处方质控、万元设备质控检查三个子功能。

单项质控：院内感染管理质控、用血情况、室间质控、住院就餐治疗、麻醉质控、放射质控、病理质控七个子功能。

其他质控：包括维修医疗设备仪器汇总、病区医疗质量保证方案考核成绩评价、优秀病历评选、医疗质量保证方案评分（临床）、医疗质量保证方案评分（麻醉医技）、医院部分统计指标考核汇总六个子功能。

报表：包括急诊病历、门诊病历、病区病历、住院病历、住院病历诊疗质量、院内感染管理环境监测、门诊处方质控、万元以上医疗设备质控检查、院内感染管理质控、麻醉质控、放射质控、病理质控、用血情况、室间质控、住院病人就餐治疗饮食情况、维修医疗设备仪器汇总、病区医疗质量保证方案考核成绩评价、优秀病历评选、临床科室医疗质量保证方案评分、麻醉医技医疗质量保证方案评分、医院部分统计指标考核汇总、急诊危重病人抢救汇总报表二十二个子功能。

二、护理管理

（一）护理管理概述

护理信息系统是一种专门用于支持和管理护理工作的计算机化信息管理系统。该系统旨在提高护理工作的效率、质量和安全性，帮助护士记录、存储和共享患者护理相关的数据，以便医护人员能够更好地了解患者的健康状况、护理计划和护理效果。

以保障患者安全为目标，以提高护理质量为宗旨，参考等级医院评审标准、中国医疗卫生信息化建设应用的评分体系等政策进行建设，对医疗护理过程中产生的与护理有关的记录进行收集、采集和整合，达到信息资源的再利用，为院内护理提供一个高效的信息管理平台，解决信息"孤岛"问题，提高护理管理的工作效率，促进护理服务与质量管理的规范化、智能化、人性化、精细化（图4-23）。

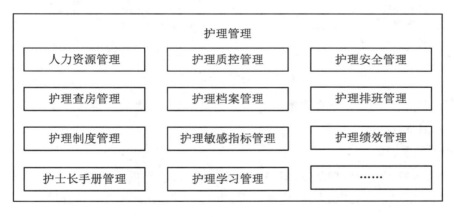

图 4-23　护理管理功能架构图

（二）护理管理流程

护理管理流程如图 4-24 所示。

（三）护理管理功能描述

1. 人力资源管理

人员档案管理：支持对护理人员进行分类管理，包括定科护士、规培护士、实习护士、进修护士、临床护理教师、专科小组等；支持档案信息的录入更新及管理，人员档案信息包括基本信息、基础档案；支持按护士分类、护士层级、科室进行查阅。

科室人员档案：供护士长查看当前科室的人员档案信息，包括个人信息及技术档案内容，支持科室对人员照片进行统一处理。

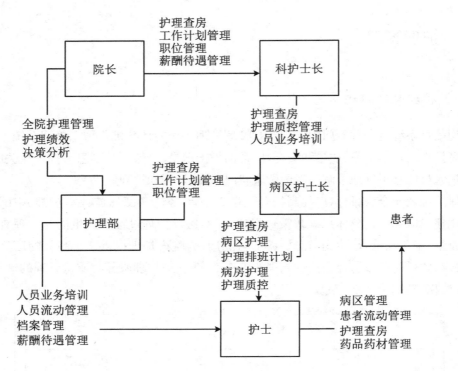

图 4-24 护理管理系统业务流程

个人档案信息：提供护士查看本人的人员档案信息，包括个人信息及技术档案内容，支持修改个人信息。

2. 护理制度管理

制度制定：根据三级管理制度，对护理制度进行管理，提供给护理部、科护士长、病区护士长进行制度制定，包括文档上传、版本管理、历史文档查看、文档权限配置等。

3. 护理质量管理

质量检查标准制定：支持按照 PDCA 原则，制定符合临床实际需求的质量检查标准。

质量持续改进：支持对持续改进单进行检查结果的对比、原因分析、改进计划及整改效果全流程闭环跟踪。

4. 排班管理

班次设置：支持护理部和科室病区自行设置班次应用到实际排班。

科室排班：支持多排班模式，科室病区具体班次的应用，并支持积休实时计算。

三、药事管理

（一）药事管理概述

药事管理是指医疗机构内专门负责药物管理和使用的一项工作，旨在确保医疗机构合理、安全、高效地使用药物，以提供优质的医疗服务。药事管理涉及医院内药物的采购、配发、使用、储存、监测和评估等方面，旨在确保患者用药的安全性和有效性，同时合理控制医疗成本（图 4-25）。

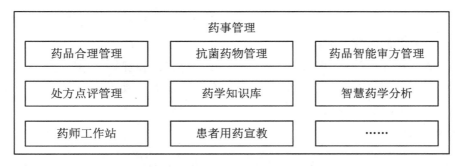

图 4-25　药事管理功能架构图

（二）药事管理流程

药事管理流程如图 4-26 所示。

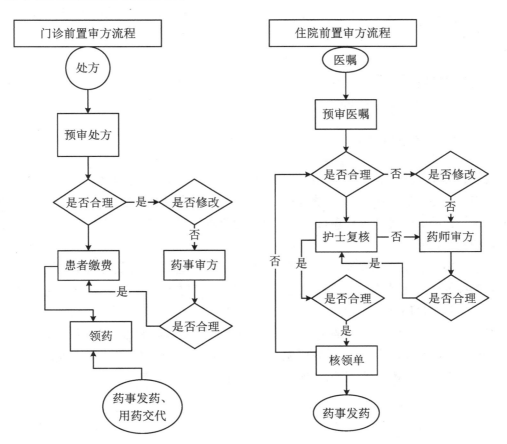

图 4-26　药事管理系统业务流程

（三）药事管理功能描述

1. 门急诊处方审核

门诊处方审核包括对门诊和急诊的处方进行的审核。审核重点关注药品的适应证、用法用量以及药物的配伍禁忌和相互作用。

门急诊处方审核支持自动审核模式，医院可以根据自身管理要求，对需要纳入自动审核药品、科室、医生进行管理。对于被纳入自动审核范围的处方，如果药品知识库系统未发现问题，由系统自动审核通过，无须审核人员进行人工审核。

2. 静配医嘱审核

静配医嘱主要包括普通输液医嘱、TPN 医嘱和滤透液医嘱。审核重点关注药品的配伍禁忌、注射用药的溶媒和浓度、TPN 医嘱各项指标等。

将药品知识库软件嵌入至医院静配系统中，审方药师在审核静配医嘱时，通过比对药品知识库软件所提示的警示级别及相应内容，实现对不合理医嘱的提前干预。

3. 住院医嘱审核

住院普通医嘱主要包括对口服类药品的审核。审核重点关注药品的配伍禁忌、相互作用、用法用量等。

四、院感管理

（一）院感管理概述

院感管理系统是一种专门用于医院院内感染控制和预防的计算机化信息管理系统。院感是医院内发生的感染事件，包括患者感染、医务人员感染以及其他与医院环境和医疗操作有关的感染。院感管理系统旨在帮助医院有效地监测、预防和控制院内感染，提高医院的卫生质量和安全水平。

医院感染管理系统也称为医院感染控制信息系统。它是一个专门用于监测、分析和管理医院感染的中心化系统。医院感染是指患者住院期间在医疗机构内感染的疾病，也称为医院获得性感染（Hospital-Acquired Infection，HAI）。

院感管理系统旨在帮助医院或医疗机构预防和控制医院感染，以确保医疗服务的安全性和质量，降低患者感染率，提高医院感染控制水平。它可以集中收集医院感染相关的数据，进行实时监测和分析，提供及时的预警和干预措施，支持医疗机构的感染控制工作（图 4-27）。

（二）院感管理流程

院感管理流程如图 4-28 所示。

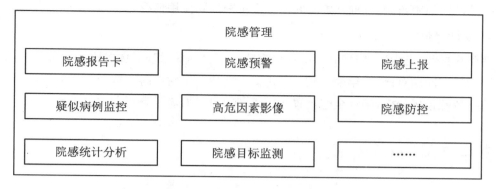

图 4-27　院感管理功能架构图

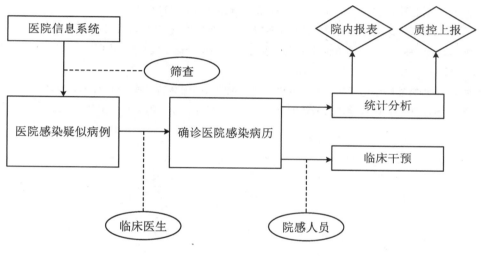

图 4-28　院感管理系统业务流程

（三）院感管理功能描述

1. 检测及数据录入

医院感染报告卡：涉及感染病例报告卡、新生儿感染病例报告卡、ICU 感染病例报卡、死亡病例报告卡、职业暴露登记表、环境卫生学登记表、现患率调查个案登记表等，分别嵌入对应业务系统中，由人工填写（部分数据自动获取，如病人基本信息）。

院感病例接收管理：对临床医生从业务系统上报的报卡病例进行集中汇总，并确认或排除感染病例。

传染病上报查询：对临床医生上报的传染病报卡病例进行集中管理，可导出数据。

2. 目标检测

ICU 感染监测：查询某段时间内 ICU 科室新进患者数、在住患者数、出科患者数、使用留置导尿管患者数、使用呼吸机患者数及相关感染率等数据。

ICU 临床分类统计：按照病人临床病情分类标准及分值评定病情登记及数据统计。

抗菌药物使用监测：查询某段时间内三级抗菌药物使用情况，支持查看病人明细。

3. 统计分析

感染病检测：自由选择时间段，统计科室感染率、病原体组成、构成比。

感染科室同期对比：按年度、季度、月份统计前后两个对应时期每个科室的感染率。

院感特殊指标分析：统计全院留置导尿管、呼吸机、血流导管等相关感染率。

参考文献

[1] 游茂淋,刘伟.医院门诊信息管理系统设计与实现[J].软件导刊,2016,15(6):88-90.

[2] 谭建伟,李冰,杨天才.医院药品信息管理系统的开发和应用[J].中国药房,2007(16):1230-1233.

[3] 唐裕婷.门诊医生工作站的设计与实现[J].智慧健康,2016,2(11):32-37.

[4] 李锁利.HIS系统医生工作站的设计与实现[J].科技创新导报,2015,12(14):42.

[5] 张帅,郭英俊,张红亮,等.智能高效一体化护士工作站的升级研发与应用[J].中国数字医学,2018,13(6):113-114,94.

[6] 钟瑞颖.一种智能医院电子病历系统的设计与实现[J].中国高新科技,2022(22):148-150.

[7] 曲春燕.浅析医院临床检验信息系统的建立[J].中国民康医学,2010,22(18):2405,2339.

第五章　智慧医院建设与管理

　　智慧医院信息化建设是一项布局广泛、应用深入的工作,牵扯方方面面。就如同建设大楼,"大楼"建造商是否资质完备,"大楼"能否如期交付,"大楼"建成后是否坚固、稳定,内部设计是否符合业务场景,等等,这些与前期的合理规划、密切的流程把控,以及切实可行的落地方式等多个方面均有着密不可分的关系。因此,智慧医院建设需要经过一系列规范流程,应用一系列管理方法,以确保项目保质保量,平稳落地。

　　在智慧医院项目规划蓝图初步形成之后,为保障规划的合理性,一般要邀请专家进行项目论证评估,专家给出专业意见,院方完善优化项目规划方案,保障项目方案的可行性,降低可能发生的风险;然后,为确保项目透明、合规,以及确定最合适的承建商,院方要按照国家政策要求组织项目采购,经过专家评审后确定中标方并签订合同,自此,院方和总集成商达成契约关系,合力实现项目落地;当院方具备项目实施条件后,总集成商及承建商入场,项目正式启动,三方将制定项目计划、项目保障措施等,相互沟通、相互配合,在此过程中,院方也可通过第三方独立机构或专业团队对医院信息化项目的实施过程进行监督和管理,以确保项目按照规定的计划、质量、成本和时间进度进行;以及面对大型复杂信息系统切换的情况,医院要对比选择切换方式,确保系统平稳运行,达到预期的目标和效果(图5-1)。

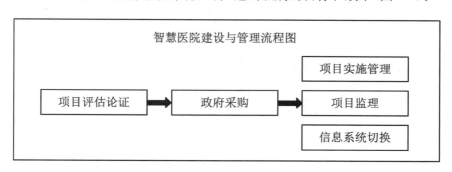

图 5-1　智慧医院建设与管理流程图

第一节　项目评估论证常用知识

　　智慧医院信息化项目的专家评估论证是确保项目可行性和有效性的重要步骤。在智慧医院项目规划初步设计完毕后,医院可以根据采购项目实际情况,通过邀请相关专家组成专家组,召开专家评估论证会,全面地了解项目的优势与挑战,为项目的顺利实施提供重要支持。

一、专家组组织形式

医院自行或委托咨询公司组建评估专家组,人数一般5人以上,并确保其代表各个相关领域,包括医疗服务、信息技术、财务、管理等,能够全面评估项目的各个方面。专家组成员应具备丰富的经验和专业知识,例如:

医疗专家:包括医生、护士等医院业务人员。他们了解医院的日常运作、临床流程和病患需求,能够评估信息化项目对医疗服务和患者照顾的影响。

信息技术专家:拥有医院信息技术系统建设和维护经验的专业人员。他们能够评估项目的技术可行性、安全性、数据交换和系统集成等方面。

项目管理专家:拥有项目管理经验的人员。他们能够评估项目的进度计划、资源管理、风险控制等方面。

经济与财务专家:负责项目的成本评估和预算制定。他们能够评估项目的经济可行性、成本效益和财务风险。

法律与合规专家:负责评估项目是否符合相关法律法规和隐私保护要求。

组织管理专家:了解医院的管理结构和文化,能够评估项目的组织可行性和变革管理方面。

学术研究专家:为在医疗信息化领域有研究经验的学者,能够提供学术角度的评估和建议。

政策与规划专家:为了解相关行业政策和发展规划的专家,能够评估项目与行业发展趋势的契合程度。

专家来源一般是主管部门(卫生健康委员会)、当地其他医院、当地大学等。

二、专家组论证流程

医院或咨询公司召开专家论证会,并现场提供项目相关的资料和信息给专家组,包括医院信息化现状、方案设计、建设内容、项目预算、实施保障等,然后专家组成员据此进行全方位评估,并现场提问,采购单位答疑。专家根据评估结果填写纸质《专家论证审查意见表》,论证会结束后,采购单位集中收取意见表,统一留存。

三、专家组论证内容

现场专家根据自身专业知识,围绕用户需求、项目可行性、风险与挑战、系统性能、数据隐私安全、社会效益、时间和资源、法律和合规等多个方面进行评估。

（1）用户需求评估：了解各类用户（包括医护人员、患者、管理者）的实际使用需求，评估项目采购内容是否满足各方需求，是否优化业务流程，是否提高工作效率，是否提升用户体验等。

（2）项目可行性评估：对项目的可行性进行评估，包括技术可行性、经济可行性和组织可行性。技术可行性评估包括所选技术方案是否符合医院的信息化需求，系统是否能够稳定运行并与现有系统进行集成；经济可行性评估包括各阶段投资和长期回报；组织可行性评估包括项目与医院组织结构、流程和文化的契合程度，确定项目实施可能涉及的组织变革和管理挑战。

（3）风险与挑战评估：评估项目实施过程中可能面临的风险和挑战，并制定应对策略。评估项目实施过程中可能面临的技术风险、人力资源风险、团队合作风险、需求变更风险、项目推进风险等。

（4）系统性能评估：评估信息化系统的性能、稳定性和可扩展性，以确保系统能够满足未来的需求增长。

（5）数据隐私安全评估：评估信息化项目在数据采集、存储、传输和使用方面是否符合法规和隐私保护要求，防范数据泄露和滥用风险。

（6）多方案比较：如果有多个可选方案，专家组可以进行比较分析，确定最佳方案。比较可以从技术、经济和实施难易程度等方面进行。

（7）社会效益评估：预测信息化项目实施后的效益，包括医疗质量改进、工作效率提高、患者体验提升、运营成本降低等方面的改变。

（8）评估时间和资源：评估项目所需的时间和资源，包括实施期间和后续维护所需的资源，如人力资源和财务资源等。

（9）法律和合规评估：评估项目是否符合相关的法律法规和医疗行业的规范要求。

这些评估内容的综合分析将为医院信息化项目提供全面的意见和建议，帮助医院管理者做出明智的决策，并为项目的顺利实施奠定基础。

四、专家组论证成果

专家组论证成果是由专家组进行综合评估和研究后得出的结论和建议。一般是专家在论证会结束前填写纸质《专家论证审查意见表》，会议结束后，采购单位集中收取意见表，统一留存。其中包括对医院信息化项目各个方面的评估结果和专家团队的意见。内容包括：

项目可行性评估结果：专家团队对项目的技术可行性、经济可行性和组织可行性进行评估，并提出是否推进项目的建议。

技术评估结果：针对所选用的信息化技术和系统，对系统架构、硬件设备、软件功能等进行评估，并给出专家的意见和建议。

经济效益评估结果：评估项目的成本和预期收益，包括投资回报率、成本节约、效率提高等经济效益，并对项目的经济可行性进行分析。

风险评估结果：指出项目实施过程中可能面临的风险和障碍，并提供相应的风险管理策略,以确保项目顺利推进。

用户需求评估结果:调研医务人员和患者的实际需求,评估项目是否能够满足用户的期望和需求,并提出改进建议。

数据隐私和安全评估结果:评估项目在数据处理和隐私保护方面是否符合法规和医疗行业的规范要求。

项目决策建议:根据评估结果,提供项目决策建议,帮助决策者做出明智的决策,包括项目是否继续推进、需要进行哪些改进等。

法律和合规评估结果:确保项目符合相关的法律法规和医疗行业的规范要求,提供相应的合规性评估结果。

评估结果的综合分析将为医院信息化项目的决策和实施提供重要依据,帮助确保项目的成功推进和实现预期的效果。同时,评估结果也可以帮助识别项目中的潜在问题和挑战,并提供解决方案和改进建议。

五、项目造价评估

项目造价评估是指对医院信息化项目的成本进行估算和评估,以确定项目实施所需的费用和资源。在进行项目造价评估时,需要综合考虑项目的规模、范围、技术需求、时间周期以及其他相关因素。以下是项目造价评估的一般步骤和要点:

项目范围明确:首先要确立项目的范围和目标,明确项目需要实现的功能和提供的服务。

成本项划分:将项目成本划分为不同的项,包括硬件设备、软件开发或购买、人力资源、培训费用、咨询费用、项目管理成本等。

技术需求评估:根据项目的技术需求,对所需的硬件设备和软件进行评估,并估算相应的采购成本。

人力资源评估:评估项目所需的人力资源,包括项目团队成员、技术人员、培训人员等,以及相应的人员薪酬和培训费用。

咨询费用评估:如果项目需要外部咨询服务或顾问支持,对咨询费用进行评估。

培训费用评估:估算为了使医院员工熟练掌握新系统而进行的培训费用。

项目管理成本评估:考虑项目管理所需的费用,包括项目经理和项目团队的薪酬、办公开销等。

风险预留:考虑项目实施过程中可能出现的风险,留出一定的预算用于应对潜在问题。

综合评估:综合考虑上述各项成本,得出项目的总成本估算。

预算控制:根据项目可行性评估的结果和医院的财务能力,制定合理的项目预算,确保项目在预算范围内实施。

造价评估依据:《2022年中国软件行业基准数据(CSBMK®—202210)》《软件工程 软件开发成本度量规范(GB/T 36964—2018)》《软件测试成本度量规范(GB/T 32911—2016)、工信部行标《软件研发成本度量规范》等。

项目造价评估是项目决策的重要依据之一,它能帮助医院决策者了解项目的投资规模和经济可行性,以及为项目预算和资源分配提供指导。在实际项目实施过程中,也需要不断地进行预算监控和成本控制,确保项目按预算规划有效推进。

第二节　政府采购常用方式及流程

政府采购主要目的是通过公开、透明、竞争性的过程来选择供应商和执行合同。医院要根据国家政策要求和项目实际情况选择采购方式(包括公开招标、邀请招标、竞争性谈判、单一来源采购、询价、竞争性磋商),并完成采购程序。

一、公开招标内涵与适合情形

公开招标是指招标人以招标公告的方式邀请不特定的法人或者其他组织投标的招标方式。根据《政府采购法》第二十六条第二款规定,公开招标应作为政府采购的主要采购方式。采购人不得将应当以公开招标方式采购的货物或者服务化整为零或者以其他任何方式规避公开招标采购。根据《政府采购法实施条例》第二十三条规定,采购人采购公开招标数额标准以上的货物或者服务,符合政府采购法第二十九条、第三十条、第三十一条、第三十二条规定情形或者有需要执行政府采购政策等特殊情况的,经设区的市级以上人民政府财政部门批准,可以依法采用公开招标以外的采购方式。

公开招标的优点在于可以吸引更多的潜在供应商参与竞争,提高采购的透明度和竞争性,从而获得更好的价格和质量。缺点在于程序较为复杂,招投标的耗费时间比较久,招标费用的支出也比较多,间接地增加了招投标的成本,容易出现高价围标,低价中标的情况,采购风险大。

虚拟案例场景:某医院以电子病历五级为目标的全院信息化建设项目,由于项目无政府采购法第二十九条、第三十条、第三十一条、第三十二条规定情形或者有需要执行政府采购政策等特殊情况,因此采用公开招标方式进行招标。

官方平台实际案例如图5-2所示。

二、邀请招标内涵与适合情形

邀请招标是招标人以投标邀请书的方式邀请特定的法人或者其他组织投标的招标方式。《政府采购法》第二十九条规定,符合下列情形之一的货物或者服务,可以依照本法采用邀请招标方式采购:① 具有特殊性,只能从有限范围的供应商处采购的;② 采用公开招标方式的费用占政府采购项目总价值的比例过大的。《招标投标法实施条例》第八条规定:国有

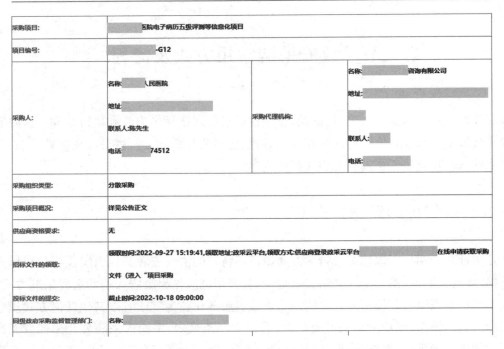

图 5-2 某官方平台公开招标实际案例

资金占控股或者主导地位的依法必须进行招标的项目,应当公开招标;但有下列情形之一的,可以邀请招标:① 技术复杂、有特殊要求或者受自然环境限制,只有少量潜在投标人可供选择;② 采用公开招标方式的费用占项目合同金额的比例过大。《工程建设项目施工招标投标办法》第十一条规定:依法必须进行公开招标的项目,有下列情形之一的,可以邀请招标:① 项目技术复杂或有特殊要求,或者受自然地域环境限制,只有少量潜在投标人可供选择;② 涉及国家安全、国家秘密或者抢险救灾,适宜招标但不宜公开招标;③ 采用公开招标方式的费用占项目合同金额的比例过大。可以看出,除"涉及国家安全、国家秘密或者抢险救灾,适宜招标但不宜公开招标"的特殊情形之外,潜在投标人数量较少以及公开招标的交易成本过高是招标人采用邀请招标的主要情形。但这里须特别注意,按照国家有关规定需要履行项目审批、核准手续的依法必须进行招标的项目,其招标范围、招标方式、招标组织形式应当报项目审批、核准部门审批、核准。参加特定采购项目必须具备的特别条件,如大型网络系统的开发和维护,需要开发专业人才和维护能力等。

邀请招标与公开招标方式的不同之处,在于它允许招标人向有限数目的特定的法人或其他组织(供应商或承包商)发出投标邀请书,而不必发布招标公告,省去了招标公示时间、招标公告时间和中标公示时间,节约采购时间和费用。缺点在于竞争开放性较小,可能得不到最合适的投标人和获得最佳竞争效益。

虚拟案例场景:某医院进行便民惠民智能化信息化建设的,需要设计与咨询服务,由于项目预算 10 万元,采用公开招标方式的费用占项目合同金额的比例过大,因此采用邀请招标方式确定供应商。

官方平台实际案例如图 5-3 所示。

医院便民惠民智能化信息化建设项目可行性研究报告及初步设计咨询服务项目

比选邀请书

管理有限公司、 咨询有限公司、 咨询有限公司:

一、 医院便民惠民智能化信息化建设项目可行性研究报告及初步设计咨询服务项目经比选人研究决定,同意拟对本项目采用比选方式选择咨询单位,贵单位已被确定为本工程的比选申请人,现邀请贵单位就本工程的预算咨询单位进行比选。

二、工程的综合说明:

1、工程名称: 医院便民惠民智能化信息化建设项目可行性研究报告及初步设计咨询服务项目

2、建设地点: 总医院内:

3、建设规模及内容:包括 便民惠民智能化信息化建设项目可行性研究报告及初步设计

4、投资概算:/。

5、资金来源:业主自筹

6、评审方式:比选

7、项目编制周期:30日历天; 质量要求:符合预算要求。

8、比选范围及内容:完成 便民惠民智能化信息化建设项目可行性研究报告及初步设计咨询服务。

9、比选申请人资质要求:

9.1具备独立企业法人资格或其他组织,且有能力提供本项目服务的国内投标人;

9.2 参加比选活动前一年内,比选申请人或其负责人未因经营活动违法违规被县级以上行政主管部门处罚,或无弄虚作假骗取比选资格;

9.3 资质要求:具备工程咨询乙级及以上资质。

图 5-3 某官方平台邀请招标实际案例

089

三、竞争性谈判内涵与适合情形

竞争性谈判是采购人向符合相应资格条件的多家(一般不少于三家)供应商或承包人发出谈判文件,分别通过报价、还价、承诺等谈判商定价格、实施方案和合同条件,并依据谈判文件确定的采购需求及质量和服务要求,且报价最低的原则(政府采购的原则)从谈判对象中确定交易对象的采购方式。《政府采购法》第三十条规定,符合下列情形之一的货物或者服务,可以依照本法采用竞争性谈判方式采购:① 招标后没有供应商投标或者没有合格标

的或者重新招标未能成立的;② 技术复杂或者性质特殊,不能确定详细规格或者具体要求的;③ 采用招标所需时间不能满足用户紧急需要的;④ 不能事先计算出价格总额的。

与招标相比,谈判采购程序简单,周期短,可以避免盲目竞争。但是,竞争性弱、透明性、规范性差。

虚拟案例场景:应国家及政策要求,某医院要尽快进行(HIS、LIS、PACS)安全等级保护测评,由于之前公开招标不足三家导致废标,且等保测评时间较紧,经批准,采用竞争性谈判方式确定供应商。

官方平台实际案例如图 5-4 所示。

医院信息化系统 (HIS、LIS、PACS) 安全等级保护测评服务竞争性谈判邀请公告

2023年06月27日 12:55 来源:中国政府采购网 【打印】【显示公告概要】

项目概况

█████████████人民医院信息化系统 (HIS、LIS、PACS) 安全等级保护测评服务 采购项目的潜在供应商应在█████████管理咨询有限公司获取采购文件,并于2023年06月30日 16点00分(北京时间)前提交响应文件。

一、项目基本情况

项目编号:█████████0026

项目名称:████████人民医院信息化系统 (HIS、LIS、PACS) 安全等级保护测评服务

采购方式:竞争性谈判

预算金额:30.0000000 万元(人民币)

最高限价(如有):30.0000000 万元(人民币)

采购需求:

为制███████████医院信息化系统 (HIS、LIS、PACS) 安全等级保护提供测评服务

合同履行期限:①合同签订之日起40天②售后服务期:一年

本项目(不接受)联合体投标。

图 5-4 某官方平台竞争性谈判实际案例

四、单一来源采购内涵与适合情形

单一来源采购是采购人直接与只有唯一的供应商进行谈判采购,商定价格和合同条件的采购方式,也称直接采购。《政府采购法》第三十一条规定,符合下列情形之一的货物或者服务,可以依照本法采用单一来源采购方式采购:① 只能从唯一供应商处采购的;② 发生了不可

预见的紧急情况不能从其他供应商处采购的;③ 必须保证原有采购项目一致性或者服务配套的要求,需要继续从原供应商处添购,且添购资金总额不超过原合同采购金额百分之十的。

虚拟案例场景:某医院 A 从 2015 年起来采购公司 B 的集成平台及电子病历系统、HIS 系统等系统。目前,医院使用的核心信息业务系统均来自公司 B,运行良好,保障了医院信息化系统的正常运行。由于本次采购的 HIS 和电子病历系统模块升级改造是为满足医院各部门的信息化建设需求对现有 HIS 及电子病历系统的功能扩充,是对 HIS 及电子病历系统的深化和延伸建设,必须实现与现有系统相兼容,须与原系统保持一致性与延续性。故拟对医院 A 的 HIS 和电子病历系统模块升级改造项目采用单一来源采购方式,由原供应商公司 B 提供。

官方平台实际案例如图 5-5 所示。

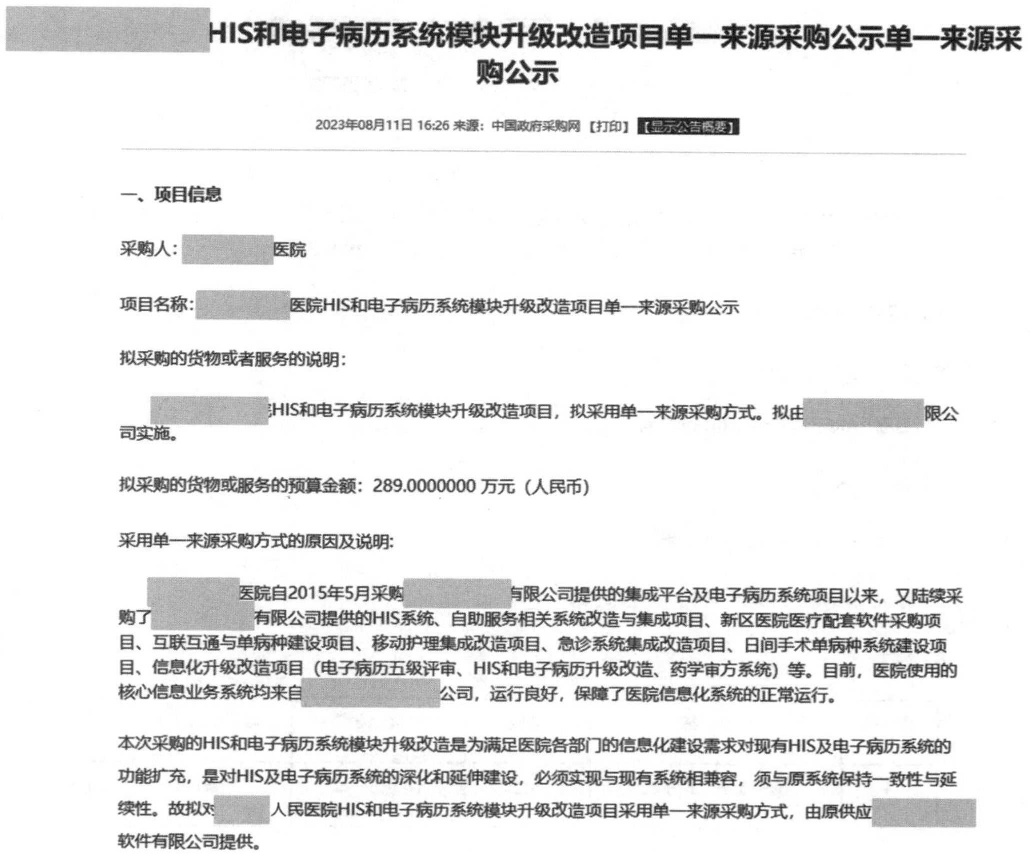

HIS和电子病历系统模块升级改造项目单一来源采购公示单一来源采购公示

2023年08月11日 16:26 来源: 中国政府采购网 【打印】【显示公告概要】

一、项目信息

采购人: ▉▉▉▉ 医院

项目名称: ▉▉▉▉ 医院HIS和电子病历系统模块升级改造项目单一来源采购公示

拟采购的货物或者服务的说明:
▉▉▉▉HIS和电子病历系统模块升级改造项目,拟采用单一来源采购方式。拟由▉▉▉▉限公司实施。

拟采购的货物或服务的预算金额: 289.0000000 万元 (人民币)

采用单一来源采购方式的原因及说明:
▉▉▉▉医院自2015年5月采购▉▉▉▉与限公司提供的集成平台及电子病历系统项目以来,又陆续采购了▉▉▉▉有限公司提供的HIS系统、自助服务相关系统改造与集成项目、新区医院医疗配套软件采购项目、互联互通与单病种建设项目、移动护理集成改造项目、急诊系统集成改造项目、日间手术单病种系统建设项目、信息化升级改造项目 (电子病历五级评审、HIS和电子病历升级改造、药学审方系统) 等。目前,医院使用的核心信息业务系统均来自▉▉▉▉公司,运行良好,保障了医院信息化系统的正常运行。

本次采购的HIS和电子病历系统模块升级改造是为满足医院各部门的信息化建设需求对现有HIS及电子病历系统的功能扩充,是对HIS及电子病历系统的深化和延伸建设,必须实现与现有系统相兼容,须与原系统保持一致性与延续性。故拟对▉▉▉▉人民医院HIS和电子病历系统模块升级改造项目采用单一来源采购方式,由原供应▉▉▉▉软件有限公司提供。

图 5-5　某官方平台单一来源采购实际案例

五、询价采购的内涵与适合情形

询价采购是指采购人一般向三个及以上符合相应资格条件的供应商或承包人就采购的货物或服务发出询价通知书让其报价(一般为一次报价,不得更改),且主要通过价格评审比较,选择符合采购需求,质量服务相等,且报价最低的交易对象的采购方式。《政府采购法》第三十二条规定,采购的货物规格、标准统一、现货货源充足且价格变化幅度小的政府采购项目,可以依照本法采用询价方式采购。

询价方式的优点在于询价采购程序简单、节约采购时间和费用。缺点在于往往询价就是比价格,忽视了产品和服务的质量,和供应商缺乏交流机会,容易出现恶意低价冲标现象,损害双方利益。

虚拟案例场景:某医院为扩展远程会诊业务场景,需要采购 AR 超便携远程会诊系统,由于货物规格、标准统一、现货货源充足且价格变化幅度小,因此采用询价采购方式确定供应商。

官方平台实际案例如图 5-6 所示。

医院AR超便携远程会诊系统采购询价公告

2023年08月31日 16:34 来源: 中国政府采购网【打印】【显示公告概要】

项目概况

AR超便携远程会诊系统采购 采购项目的潜在供应商应在 并于2023年09月06日 10点00分(北京时间)前提交响应文件。

一、项目基本情况

项目编号: 3078

项目名称: AR超便携远程会诊系统采购

采购方式: 询价

预算金额: 15.8400000 万元(人民币)

最高限价(如有): 15.8400000 万元(人民币)

采购需求:

合同包	货物名称	数量	主要技术规格	最高控制价(元)
1	AR超便携远程会诊系统采购	8台	详见第三章	158400

图 5-6　某官方平台询价采购实际案例

六、竞争性磋商的内涵与适合情形

竞争性磋商,是指采购人、政府采购代理机构通过组建竞争性磋商小组(以下简称磋商小组)与符合条件的供应商就采购货物、工程和服务事宜进行磋商,供应商按照磋商文件的要求提交响应文件和报价,采购人从磋商小组评审后提出的候选供应商名单中确定成交供应商的采购方式。《政府采购竞争性磋商采购方式管理暂行办法》第三条规定,符合下列情形的项目,可以采用竞争性磋商方式开展采购:① 政府购买服务项目;② 技术复杂或者性质特殊,不能确定详细规格或者具体要求的;③ 因艺术品采购、专利、专有技术或者服务的时间、数量事先不能确定等原因不能事先计算出价格总额的;④ 市场竞争不充分的科研项目,以及需要扶持的科技成果转化项目;⑤ 按照《招标投标法》及其实施条例必须进行招标的工程建设项目以外的工程建设项目。

《政府采购竞争性磋商采购方式管理暂行办法》规定,符合"市场竞争不充分的科研项目,以及需要扶持的科技成果转化项目"情形的,提交最后报价的供应商可以为 2 家。《财政部关于政府采购竞争性磋商采购方式管理暂行办法有关问题的补充通知》规定,采用竞争性磋商采购方式采购的政府购买服务项目(含政府和社会资本合作项目),在采购过程中符合要求的供应商(社会资本)只有 2 家的,竞争性磋商采购活动可以继续进行。这里的采购过程是指磋商开始时符合资格条件的供应商有三家以上,磋商过程中符合条件的供应商在只有两家的情况下,磋商活动可以继续进行。

竞争性磋商的优点在于可以通过综合评分来保证采购货物和服务的质量及供应商的实力,可以进行充分磋商,在磋商过程中,采购需求的技术和服务要求可以发生变化。缺点在于灵活有余而规范性不足,可能达不到降低成本的效果。

虚拟案例场景:某医院为推动科研发展,提高影像数据分析水平,促进诊断精准度,需引进多模态影像数据管理技术分析平台,由于该平台技术复杂,且该科研项目属于扶持的科技成果转化项目,经批准,采用竞争性磋商方式确定供应商。

官方平台实际案例如图 5-7 所示。

图 5-7　某官方平台竞争性磋商实际案例

七、招投标采购方式的一般程序

招标采购方式包括公开招标和邀请招标,具体流程如下:

(1) 采购预算与申请:采购人编制采购预算,填写采购申请表,经上级主管部门审核后提交审计局采购管理部门审计预算合理性,通过后提交财政局采购管理部门审批。

(2) 采购审批:主管部门、审计局、财政局审批。

(3) 选定代理机构:集中采购机构或招标代理公司。采购人应当与被委托的代理机构签订书面委托合同,合同约定的收费标准应当符合国家有关规定。

(4) 资格预审公告(需要的话)、招标文件的编制与审定:由代理机构和/或采购人编制招标文件与资格预审公告,招标文件内容应包括技术规格、合同条件、评标标准、时间表和其他相关信息。

(5) 发布资格预审公告(需要的话):由代理机构或采购人在指定的媒体发布资格预审公告,资格预审公告应载明招标人的名称和联系方式(地址、时间、电话、传真),以及招标项目概况(性质、数量、地点和时间)。资格预审文件的发售期不得少于 5 日。澄清或修改资格预审文件的期限应当在提交资格预审申请文件截止时间至少 3 日前作出。

(6) 进行资格预审并确定资格预审合格的投标人。

(7) 发售招标文件:招标文件的发售期不得少于 5 日。发售招标文件的第一天到开标之日不得少于 20 日。由于经过了资格预审的程序,采购人掌握了资格预审合格的投标人的名单,故可以尽早提醒尚未及时购买招标文件的潜在投标人。澄清或修改招标文件的期限应当在投标截止时间至少 15 日前作出。

(8) 询标答疑与现场勘察:代理机构或采购人回答潜在投标人问题,并可组织现场勘察(如需)。

(9) 在财政部门专家库抽取专家:在开标前半天或前一天,特殊情况不得早于评审活动开始前 2 个工作日,从评标专家库内相关专业的专家名单中以随机抽取方式确定。任何单位和个人不得以明示、暗示等任何方式指定或者变相指定参加评标委员会的专家成员。

(10) 开标评标:由代理机构组织开标,最终参与报价的供应商数量不少于三家。评标委员会成员由采购人代表和有关技术、经济等专家组成,成员人员应为 5 人以上单数,评审专家不少于三分之二;1000 万元以上、技术复杂、社会影响大评委会组成人数应为 7 人以上单数。分为综合评分法或者最低评标价法。最低评标价法就是报价最低的。综合评分法,是在投标文件满足招标文件全部实质性要求且按照评审因素的量化指标评审,得分最高的供应商作为中标候选供应商。

(11) 确定供应商:采购人应当在收到评标报告后 5 个工作日内,确定中标供应商。

(12) 中标公告:采购人或者采购代理机构应当自中标供应商确定之日起 2 个工作日内,在省级以上财政部门指定的媒体上公告中标结果,招标文件应当随中标结果同时公告,公告期限为 3 个工作日。

八、非招标采购方式的一般程序

非招标采购方式,是指竞争性谈判、单一来源采购和询价采购方式,具体流程如下:

(1)采购预算与申请:采购人编制采购预算,填写采购申请表,经上级主管部门审核后提交审计局采购管理部门审计预算合理性,通过后提交财政局采购管理部门审批。

(2)采购审批:主管部门、审计局、财政局审批。

(3)选定代理机构:集中采购机构或招标代理公司。采购人应当与被委托的代理机构签订书面委托合同,合同约定的收费标准应当符合国家有关规定。

(4)发售招标文件。

竞争性谈判:从谈判文件发出之日起至供应商提交首次响应文件截止之日止不得少于3个工作日。澄清或者修改的内容可能影响响应文件编制的,采购人、采购代理机构或者谈判小组应当在提交首次响应文件截止之日3个工作日前,以书面形式通知所有接收谈判文件的供应商,不足3个工作日的,应当顺延提交首次响应文件截止之日。

竞争性磋商:从竞争性磋商文件发出之日起至投标人提交首次响应文件截止之日止,不得少于10日。澄清或者修改的内容可能影响响应文件编制的,采购人、采购代理机构应当在提交首次响应文件截止时间至少5日前,以书面形式通知所有获取磋商文件的供应商;不足5日的,采购人、采购代理机构应当顺延提交首次响应文件截止时间。

单一来源:公示期不得少于5个工作日,公示异议的处理期限:应当在公示期满后5个工作日内。

询价:从询价通知书发出之日起至供应商提交响应文件截止之日止不得少于3个工作日。澄清或修改询价通知书的时间应当在提交响应文件截止之日3个工作日前。

(5)询标答疑与现场勘察:代理机构或采购人回答潜在投标人问题,并可组织现场勘察(如需)。

(6)在财政部门专家库抽取专家:在开标前半天或前一天,特殊情况不得早于评审活动开始前2个工作日,从评标专家库内相关专业的专家名单中以随机抽取方式确定。任何单位和个人不得以明示、暗示等任何方式指定或者变相指定参加评标委员会的专家成员。

采用竞争性谈判、询价方式采购的政府采购项目,评审专家应当从政府采购评审专家库内相关专业的专家名单中随机抽取。技术复杂、专业性强的竞争性谈判采购项目,通过随机方式难以确定合适的评审专家的,经主管预算单位同意,可以自行选定评审专家。技术复杂、专业性强的竞争性谈判采购项目,评审专家中应当包含1名法律专家。

(7)开标评标:由代理机构组织开标,最终参与报价的供应商数量不同、评标办法不同。

竞争性谈判:招标过程中提交投标文件或者经评审实质性响应招标文件要求的供应商只有2家时,采购人、采购代理机构经批准后可以与该两家供应商进行竞争性谈判采购,最低数量可以为2家;谈判小组所有成员与每一家供应商分别进行谈判。在规定时间内进行二轮报价及最终报价,采购人根据符合采购需求、质量和交货期相等且报价最低的原则,从谈判小组提出的成交候选人中确定成交供应商。

竞争性磋商:磋商小组应当要求所有实质性响应的供应商在规定时间内提交最后报价,提交最后报价的供应商不得少于3家。磋商小组所有成员与每一家供应商分别进行磋商,明确采购需求之后,要求所有供应商提供最终报价,然后按照磋商文件规定的各项评审因素进行量化指标评审,得分最高的供应商作为中标候选供应商。

单一来源:报价次数可以一次可以多次。

询价:询价小组应当要求所有实质性响应的供应商不得少于3家。询价小组应当从质量和服务均能满足采购文件实质性响应要求的供应商中,采购文件实质性响应要求的供应商中,按照报价由低到高的顺序提出3名以上成交候选人。

(8)确定供应商:采购人应当在收到评标报告后5个工作日内,确定中标供应商。

(9)中标公告:采购人或者采购代理机构应当自中标供应商确定之日起2个工作日内,在省级以上财政部门指定的媒体上公告中标结果,招标文件应当随中标结果同时公告,公告期限为3个工作日。

第三节　复杂大型信息系统切换方案

复杂大型信息系统涉及业务繁多、数据庞大,一旦出现问题,将严重影响医院业务的正常运行,因此要根据实际情况选择最合适的方式,制定合适的切换方案,以确保在进行重要系统切换时能够最小化中断、最大化延续,从而保持业务连续性和用户体验的高水平。本节将对比不同切换方式的优劣,并提出在制定切换方案时需要注意的问题,例如系统切换前/中/后的工作内容、切换内容、风险防范及应急预案。

一、系统切换类型对比

(一)新旧系统并轨运行

出于数据连续性和平稳过渡考虑,同时运行新旧两套系统并行:老病人老系统,新病人新系统。当老病人业务全部终止,才完全停用老系统。

这样做优点是此方案利在于病人数据连续(病案、医嘱等),且平稳过渡。弊端是两套系统并行出错概率加大,且数据统计分析汇总很麻烦。

(二)新系统单轨运行

直接上新系统,前期做好基础设置以及流程确认、人员培训等工作,直接使用全新的系统,完善旧系统不能达到的功能。上线前做好应急预案。

这样做优点是一次性切换,流程清晰,节约时间的同时也避免了一些无用功,并且用户接受快,以及新系统上线部署费用明确,同时没有了新旧系统间的繁琐接口,节省接口费。弊端是有一定风险性,需要新系统厂商有这样的项目经验,有出色的项目经理和工程师予以支持。同时医院要充分配合,做好数据准备、培训、测试、模拟运行。上线前做好应急预案。

(三)分段切换

分段切换是指分阶段、分系统地逐步实现新旧系统的交替。

这样做的优点是既可避免直接切换的风险,又可避免并行运行的双倍代价,但这种逐步转换对系统的设计和实现都有一定的要求,否则是无法实现这种逐步转换的。同时,这种方式接口多,数据的保存也总是被分为两部分。这种转换方式安全性较好,但费用高,适合于处理过程复杂、数据重要的大型复杂系统。例如主数据管理系统的切换一般多采用这种方式,按照不同的数据类型以及集成的业务系统,分段完成主数据相关功能的转移。在过渡阶段,各个业务系统可以采用映射转换的方式,满足数据的共享和交互功能。在过渡完成后,业务系统中的所有主数据都经过了标准化改造,但由于主数据的使用范围广泛,并且业务系统中的主数据质量参差不齐,这一过渡并不是一蹴而就的。对于新建的系统要严格按照主数据标准进行建设。

二、系统切换阶段

系统切换的实现可以分为四个阶段:系统切换前的准备、系统切换的实施和系统切换后的校验以及系统切换后的培训。

(一)切换前的准备

由于系统切换的特点,大量的工作都需要在准备阶段完成,充分而周到的准备工作是完成系统切换的主要基础。诚如本节开头所述,要进行系统切换数据源的详细说明,包括数据的存放方式、数据量、数据的时间跨度,编写数据迁移的测试计划,制定数据迁移的应急措施和回溯机制等。

(二)切换的实施

系统切换的实施是实现数据迁移的三个阶段中最重要的环节。它要求制定数据转换的详细实施步骤流程;准备数据迁移环境;业务上的准备,结束未处理完的业务事项,或将其告一段落;对数据迁移涉及的技术都得到测试;最后实施数据迁移。

在整个切换过程中,有每一步系统切换过程中都必须留下详细的过程日志(这些日志有些是在迁移动作中自动产生的,有些是通过观察进行手工记录的),以备查询数据迁移的状态,以及进行故障定位和排错。

（三）切换后的校验

在系统切换完成以后，数据的检验是必不可少的步骤，只有通过充分的测试，才能保证迁移工作是正常的。

我们必须制定相应的数据迁移检验方式：

（1）新旧系统查询数据对比检查，通过数据库的应用程序，对相同指标的数据进行查询，并比较最终的查询结果。

（2）挑选几个有代表性的数据表，将新服务器系统的数据库表结构和旧服务器系统的数据表结构进行空值、默认值的配置对比。

（3）挑选几个有代表性的数据表，将新服务器系统的数据库表结构和旧服务器系统的数据表结构进行完整性检查（主键、外键）。

（4）选择几个有代表性的数据表，通过命令检查表的一致性，确认没有出现数据表断链等现象。

（四）切换后的培训

系统切换之后，对新系统进行培训和练习，尽量整合设计新系统与原系统的界面模式和操作风格的一致性，使系统使用人员心理上未觉察而系统已经顺利切换，继续保留原有的操作习惯和界面风格。

三、系统切换内容

（一）系统基础数据切换

第一步，新旧环境分析和表数据字段对照。

第二步，系统切换过程中的数据迁移的正确性校验及测试。

数据迁移的正确性是指从旧版本系统迁移到新版本系统的数据是可用的，一般通过联机验证进行检查，可以是全部数据的检查，对于大数据量的业务可以采用一定比例抽样的方法进行检查。校验测试的方法主要为联机实时对同一样本分旧版本系统和新系统进行基本数据或业务数据测试，验证数据是否一致。数据正确性校验主要分为静态数据校验和动态数据校验（静态数据指基本数据，动态数据指实时发生的业务数据）。

数据迁移的范围以保持业务的连续性为准，数据迁移应包含以下内容：

基础数据：包括药品信息、费用项目信息、科室员工信息、自负比例信息，由技术人员从原有数据库中导入到新数据库中，由院方相关人员核对确认。

业务数据：门诊自费病人档案信息，由技术人员从原有数据库中导入到新数据库中。门诊业务数据，包括挂号收费信息，不在新数据库做导入处理，仍保存在原有数据库。住院业务数据，包括在院病人基本信息、在院病人预缴款、在院病人已产生未结算的费用信息，由技术人员从原有数据库中导入到新数据库中,由院方相关人员核对确认。

业务数据(历史):通过专用的 ETL 工具,将数据抽取、清洗、转换、装载后转存至管理数据中心和临床数据中心。

另外,在切换前一天业务结束后,由医院将对原有数据进行备份(技术方可协助),之后还原在一台服务器上,区别于新服务器。原有服务器作为新系统服务器继续使用,原有数据库继续保存,以备系统切换不成功时继续使用。

第三步,系统切换后数据的再确认。

数据迁移后的确认在数据迁移正确性校验后的数据确认。根据数据迁移正确性校验测试,数据迁移后的确认分为基础数据确认和业务数据确认两大类。

第四步,系统切换应急预案。

根据系统切换出现的问题对新系统的影响分为五个重要级别。

(1)重要的业务系统不能运行:指迁移数据的错误会造成新版本系统联机批量运行中断。

(2)系统/模块不能使用:指迁移数据的错误会造成新系统联机运行相关模块不能运行。

(3)系统/模块运行不佳:指迁移数据的错误造成新版本系统联机业务数据处理异常,造成系统运行不稳定。

(4)功能不能使用:指迁移数据的错误造成病人不能就诊。

(5)功能运行不佳:指迁移数据的错误造成病人就诊业务受到影响,但可以通过新系统功能和数据调整后解决。

(二)在院病人新老系统切换

在院病人可以有两种方案:方案一,新病人在新系统操作,老病人在老系统逐渐出完,剩少数病人时老系统结账,新系统入院,这个方案比较省劲;方案二,如果老系统中主要是收费系统不涉及病历及其他复杂的临床系统,可以把老旧系统的病人信息、住院费用导到新系统,然后重新录入在用医嘱。

(三)系统切换历史数据查阅

对于医院历史数据库中最有价值的患者电子病历数据,建议新医院借助医院信息平台构建临床数据中心(Clinical Data Repository,CDR),建立患者主索引,将历史患者电子病历(广义电子病历概念)标准化、规范化后存储到 CDR,满足临床医护人员查阅患者历史、现在全部诊疗记录的需求,同时也满足国家电子病历分级评价标准的要求。

四、系统切换风险与防范

网络风险包括因施工对网络光纤主干的破坏,楼层交换机故障,信息点不够或不通,机房核心交换机故障,医保网不通导致门诊医保不能刷卡等。防范措施:首先是人员保障,切换上线日,医院网络集成商必须安排1~2名网络工程人员在医院现场配合信息科进行保障工作;其次是规避风险,在网络规划时,充分考虑医保线路、楼层交换机的问题,医保线路需要建立备用线路,楼层交换机采用冗余模式,当网络发生故障时能自动切换到备份的交换机。

硬件风险包括主服务器故障终端电脑或打印机故障、磁盘阵列故障、UPS故障等。防范措施:首先是人员保障,在切换上线日,医院硬件集成商必须安排1~2名网络工程人员在医院现场配合信息科进行保障工作;其次是规避风险,在硬件规划和建设过程中,建立容灾容错机制,建立双机热备机制。

组织协调风险包括三类。一是系统迁移工作缺乏统一的组织管理体系,各方协调工作难以开展,这就要在系统建设初期即成立系统切换领导小组,明确责任到人,明确需要进行配合的各方人员,制定系统切换领导小组工作计划与工作内容。二是各科室对上线不够重视,操作新系统不熟练,这需要确保切换上线当日公司会安排人员在各重要科室驻点保障;在系统切换上线前,进行充分的培训,在医院配合支持下受训人员需进行考核,考核至合格上岗;以及建议医院给老专家配置年轻助理。三是由于业务停止带来的解释工作不及时,带来的患者拥挤或其他不便,这就需要在上线期间多打印公示,在医院重要部门公示,同时成立服务组进行疏导。

五、系统切换应急预案

应急机制是作为第二层的业务保护的形式出现的。这里的应急机制由两部分内容组成:

(1)在系统切换过程中,必须有应急机制来保障门急诊业务的正常运行。

(2)在回溯机制亦无法生效的时候,保障全院业务的运行。

(一)门急诊应急

系统切换过程必须有一定的时间等待,在这段时间中如果不建立相应的应急方案,门急诊病人将无法及时进行诊疗。因此,必须根据门诊的特点,建立一套能够供门急诊以及药房进行业务处理的应急服务器。

(1)选择一台性能相对比较高,运行相对稳定的PC机。在进行数据迁移前,将门诊的公用数据导入该数据库。

(2)设置公用数据,如各表的序列数值,必须建立在不同的区间内,以及各操作员的发票号码。

(3)通过BSSA用户进入应急系统,连接测试。

(4)当启动应急系统以后,可以人工到各门急诊点去更换用户连接。

(5)应急系统使用完毕后,自动或人工将应急数据导入至新服务器系统或旧服务器系统。

（二）全院级应急

门急诊应急系统由于只能在门诊的范围内防止系统停顿，且采用的是普通 PC 机，无法承担起第 2 天整个医院的门诊业务，因此，必须建立全院级的应急系统，以防止数据迁移失败且回溯失败导致业务停止的后果。

（1）利用现有医院一台 PC 服务器作为全院应急服务器。

（2）安装功能强劲的品牌防/杀毒软件，并更新病毒库至最新，以防止最新的病毒入侵。

（3）在服务器上建立数据库，并在数据库中建立与旧服务器系统相同的表结构。

（4）通过数据转储程序，可以将的数据库保持与旧服务器系统切换当天一致的数据。

（5）一旦发生数据迁移和回溯机制同时失败的现象，则手工到各站点去更改数据库连接属性。

（6）通过 BSSA 用户进行连接测试。

（7）更改各操作员的发票等操作员基本属性。

（8）各站点连接操作。

综合以上几方面的分析，智慧医院建设项目的系统切换可以实现原有操作界面、特色功能、使用习惯等完整的保留和延续，历史数据得到有效利用和激活，新老系统无缝切换，从而实现整个系统的无感切换。

参考文献

[1]　中国电子技术标准化研究院,北京软件造价评估技术创新联盟,北京软件和信息服务交易所.2022 年中国软件行业基准数据(CSBMK® -202210)[R].2022.

[2]　国家市场监督管理总局.软件工程 软件开发成本度量规范:GB/T 36964—2018[S].北京:中国标准出版社,2019.

[3]　国家质量监督检验检疫总局.软件测试成本度量规范:GB/T 32911—2016[S].北京:中国标准出版社,2017.

[4]　全国人民代表大会常务委员会.中华人民共和国政府采购法[EB/OL].(2002-06-29)[2023-09-01].https://flk.npc.gov.cn/detail2.html? MmM5MDlmZGQ2NzhiZjE3OTAxNjc4YmY3N2UxNzA3NTM0NTM.

[5]　财政部.政府采购货物和服务招标投标管理办法(中华人民共和国财政部令第 87 号)[EB/OL].(2017-07-11)[2023-09-02].http://tfs.mof.gov.cn/caizhengbuling/201707/t20170718_2652603.htm.

[6]　财政部.关于印发《政府采购评审专家管理办法》的通知(财库〔2016〕198 号)[EB/OL].(2016-11-18)[2023-09-02].http://gks.mof.gov.cn/guizhangzhidu/201611/t20161128_2467658.htm.

第六章　智慧医院的安全与运维

医疗卫生是一个信息和技术密集型的行业,其计算机网络是一个完善的办公网络系统,作为一个现代化的医疗机构网络,除了要满足高效的内部自动化办公需求以外,还应对外界的通信保证畅通。医院复杂的 HIS、RIS、PACS 等应用系统,要求网络必须能够满足数据、语音、图像等综合业务的传输要求,保证系统的正常运作和稳定的效率。

如何保证医院网络系统中的数据安全与运行稳定问题尤为重要。在医院的信息化建设过程中,应当正视可能面临的各种安全风险,对潜在威胁给予充分的重视,运用多种高性能设备和先进技术来确保医院信息系统安全,同时根据医院计算机信息网网络特点及安全需求,不断完善系统运维管理的措施和手段,强化运维管理的科学规范。

第一节　智慧医院信息安全保障

安全保障,制度先行。国家网络安全管理政策的方向指引功能是推进网络安全工作顺利开展、避免网络安全事件发生、实现安全事件消除、提升网络安全事件应急处置能力的重要保障。根据《信息安全技术 网络安全等级保护基本要求》(GB/T 22239—2019)(以下简称《基本要求》)要求,网络安全建设涵盖管理制度、管理机构、管理人员、建设管理、物理环境、通信网络、计算环境、管理中心八个方面的内容。网络安全等级保护体系建设内容如图 6-1所示。

一、安全管理制度

医院安全管理制度应建立信息安全方针、安全策略、安全管理制度、安全技术规范以及流程的一套信息安全策略体系。

(一)安全策略

制定医院信息安全工作的最高方针、纲领性的安全策略主文档,陈述本策略的目的、适用范围、信息安全的管理意图、总体目标、指导原则和安全框架,信息安全各个方面所应遵守的原则方法和指导性策略。

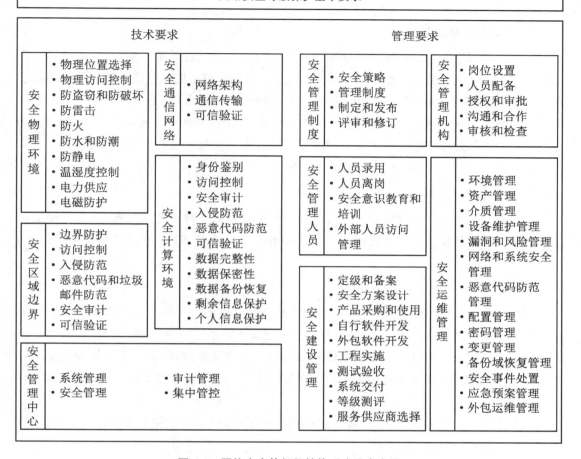

图 6-1　网络安全等级保护体系建设内容图

（二）管理制度

根据医院信息安全管理工作的特点,针对安全管理活动中的各类管理内容建立安全管理制度,并由管理人员或操作人员执行的日常管理操作建立操作规程,形成由安全策略、管理制度、操作规程、记录表单等构成的全面的信息安全管理制度体系,从而指导并有效地规范医院的信息安全管理工作。

其中从安全策略主文档中规定的安全各个方面所应遵守的原则方法和指导性策略引出的具体管理规定、管理办法和实施办法,是必须具有可操作性,而且必须得到有效推行和实施的。安全流程和操作规程,详细规定主要业务应用和事件处理的流程和步骤,以及相关注意事项;安全记录单,是落实安全流程和操作规程的具体表单,根据不同等级信息系统的要求可以通过不同方式的安全记录表单落实并在日常工作中具体执行。

（三）制定和发布

1. 安全管理制度制定

安全管理制度的制定在医院信息安全领导小组的总体负责下统一制定，并由信息安全领导小组指定参与安全管理制度制定的具体人员。安全管理制度按照统一的格式标准要求制定，在制定过程中，编写管理文档说明安全管理制度的制定程序、格式要求及版本编号等内容。组织相关人员对安全管理制度进行论证和评审，论证和评审方式包括召开评审会、函审、内部审核等，并详细记录相关人员的评审意见。将当前处于试行状态的文档正式发布，并制定信息安全建设规划及信息安全建设方案。

2. 安全管理制度发布

安全管理制度经过管理层的签发后按照一定的流程以文件的方式发布，安全管理制度发布时注明适用和发布范围以及版本表示，并详细记录安全管理制度的收发登记记录。

（四）评审和修订

定期对安全管理制度进行评审，并由信息安全领导小组指定参与安全管理制度评审的具体人员。详细制定安全管理制度评审的流程，记录评审意见和结果。

对存在不足或需要改进的安全管理制度进行合理适度的修订，参与安全管理制度修订的部门和人员由信息安全领导小组指定。详细制定安全管理制度修订的流程，记录修订意见和结果。

当发生重大安全事故、出现新的安全漏洞以及技术基础结构发生变更时，组织对安全管理制度进行检查、审定和修订。

定期对安全管理制度进行评审和修订，对存在不足或需要改进的安全管理制度进行修订。当发生重大安全事故、出现新的安全漏洞以及技术基础结构发生变更时，应对安全管理制度进行检查、审定和修订。每个制度文档应有相应负责人或负责部门，负责对明确需要修订的制度文档的维护。评审和修订的操作范围应考虑安全管理制度的相应密级。

二、安全管理机构

建立符合医院机构设置和人员分工特点的信息安全管理组织体系，成立信息安全领导小组等信息安全管理机构，明确信息安全管理机构的组织形式和运作方式，建立高效的安全管理机构，设立系统管理员、网络管理员、安全管理员等岗位，并定义各个工作岗位的职责，并从人员配备、授权和审批、沟通和合作、审核和检查各方面进行管理落地。

（一）岗位设置

（1）设立指导和管理信息安全工作的领导小组。信息安全工作领导小组是医院信息安全工作的最高领导决策机构,负责公司信息安全工作的宏观管理,其最高领导由单位主管领导委任或授权的人员担任。

(2) 设立专职的安全管理机构(即信息安全管理工作的职能部门)。各信息安全职能部门负责落实信息安全领导小组各项决策,协调组织公司各项信息安全工作,并明确各职能部门职责分工。

(3) 设立安全管理各个方面的负责人。设置工作岗位(如安全主管、安全管理各个方面的负责人、机房管理员、系统管理员、网络管理员、安全管理员、数据库管理员、业务系统管理员、信息资产管理员等重要岗位),并明确各个岗位的职责分工。

(二) 人员配备

(1) 对关键区域或部位的安全管理人员配备有一定条件要求(如中心机房的安全管理人员、关键服务器的安全管理人员等),对关键事务配备2人或2人以上共同管理,相互监督和制约。

(2) 配备专职的安全管理员,不可兼任系统管理员、网络管理员。

(3) 医院岗位设置和人员配备对应关系可参考表6-1。

表 6-1 岗位设置和人员配备对应关系表

序号	人员	岗位设置
1	×××	安全管理员
2	×××	系统管理员
3	×××	安全审计员
4	......	

(三) 授权和审批

(1) 对信息系统中的重要活动进行审批,审批部门是何部门,批准人是何人,审批活动是否得到授权;询问是否定期审查、更新审批流程,审查周期多长。

(2) 对重要活动的审批范围,如系统变更、重要操作、物理访问和系统接入,重要管理制度的制定和发布,人员的配备、培训,产品的采购,外部人员的访问、管理,与合作单位的合作项目等。

(四) 沟通和合作

(1) 建立与外联单位(运营商、供应商、业界专家、专业的安全公司、安全组织等),与组织机构内其他部门之间及内部各部门管理人员之间的沟通、合作机制,并记录沟通协作记录。

(2) 召开部门间协调会议,组织其他部门人员共同协助处理信息系统安全有关问题,安全管理机构内部召开过安全工作会议部署安全工作的实施,并记录参加会议的部门和人员、会议结果；信息安全领导小组或者安全管理委员会定期召开例会。

（3）聘请信息安全专家和外部顾问成员作为常年的安全顾问，这些成员需要对信息安全或相关领域有丰富的知识和经验，如安全技术、电子政务或质量管理等指导信息安全建设，安全专家和外部顾问参与安全规划和安全评审等。

（五）审核和检查

（1）医院应定期组织对信息系统进行安全检查，检查内容包括系统日常运行、系统漏洞和数据备份等情况。

（2）定期进行全面安全检查，并增加定期与不定期检查与审定安全状况，检查内容包括现有安全技术措施的有效性、安全配置与安全策略的一致性、安全管理制度的执行情况等。

三、安全管理人员

医院在人员安全管理方面，主要通过对于人员录用、人员离岗、安全意识教育和培训、外部人员访问管理几个方面，贯彻落实《基本要求》中安全管理人员要求的内容。

（一）人员录用

医院在人员录用管理方面，具体管理要求应包括：

（1）人员在录用过程中要签署保密协议。

（2）对被录用人应当进行严格的身份、安全背景、专业资格或资质进行审核和权限审查。

（3）关键岗位人员应当进行特殊的安全审核、权限管理和保密管理，并签署安全协议。

（二）人员离岗

（1）应严格规范人员离岗过程，及时终止离岗人员的所有访问权限，并取回各种身份证件、钥匙、徽章等以及机构提供的软硬件设备。

（2）关键岗位人员应在调离岗中办理严格调离，签署保密承诺书。

（三）安全意识教育和培训

（1）医院所有人员根据其岗位职责的不同，应定期进行安全意识培训和教育。

（2）定期对各个岗位的人员进行不同层面的安全认知和安全技能考核，作为人员是否适合当前岗位的参考。

（3）对安全责任和惩戒措施进行书面规定并告知相关人员，对违反违背安全策略和规定的人员进行惩戒。

（四）外部人员访问管理

外部人员访问管理可以分成物理访问和信息访问，具体如下：

物理访问,如对办公室、机房的物理访问。

信息访问,如对信息系统、主机、网络设备、数据库的访问。

对于外部访问人员,按照访问的时间长短和访问的性质,可以分为临时来访的外部人员和非临时来访的外部人员两种,具体如下:

临时来访的外部人员,指因业务洽谈、参观、交流、提供短期和不频繁的技术支持服务而临时来访的外部组织或个人。

非临时来访的外部人员,指因从事合作开发、参与项目工程、提供技术支持、售后服务、服务外包或顾问服务等,办公和工作的外部组织或个人。

对于临时来访和非临时来访这两种外部人员的物理访问和信息访问,应规定不同的安全管理要求,负责接待的部门和接待人对外部人员来访的安全负责,并对访问机房等敏感区域持谨慎态度。具体管理要求应包括:

(1) 遵守医院的各项信息安全标准和管理规定。

(2) 签署保密协议,签署安全承诺协议,或在合同中规定相关的内容。

(3) 对其维护目标的安全配置要求,必须符合相应的网络设备、主机、操作系统、数据库和通用应用程序等的安全配置标准文档中相应规定。

(4) 申请访问权限时,必须阐明其申请理由、访问方式、要求权限、访问时间和地点等内容,医院的安全管理人员需要核实其申请访问权限的必要性和访问方式,评估其可能带来的安全风险,尽可能采取一些措施来降低风险。在风险可接受的情况下,才批准其访问权限的申请,并尽可能不给超级用户权限。

四、安全建设管理

以信息安全管理工作为出发点,充实完善信息系统工程建设管理制度中有关信息安全的内容。涉及信息系统等级保护的定级和备案、安全方案设计、产品采购和使用、自行软件开发、外包软件开发、工程实施、测试验收、系统交付、等级测评、服务供应商选择等方面。

(一)定级和备案

(1) 明确定级和备案的相关部门和责任人,依据《信息安全技术 网络安全等级保护定级指南》(GB/T 22240—2019)对相关信息系统进行定级备案,生成《信息系统安全等级保护定级报告》和《信息系统等级保护备案表》。

(2) 组织相关部门和有关安全技术专家对定级结果的合理性和正确性进行论证和审定,并经上级主管部门审核批准。

(3) 备案材料报主管部门和相应公安机关备案。

(二)安全方案设计

(1) 根据保护对象的安全保护等级及与其他级别保护对象的关系进行安全整体规划和

安全方案设计,设计内容应包含密码技术相关内容,并形成配套文件。

(2)针对安全整体规划和安全设计方案组织相关部门和有关安全专家对合理性和正确性进行论证和审定,经过批准后才能正式实施。

(三)产品采购和使用

(1)确保网络安全产品的采购和使用符合国家有关规定。

(2)确保密码产品与服务的采购和使用符合国家密码管理主管部门的要求。

(3)对采购的产品预先进行选型测试,确定产品的候选范围,并定期审定和更新候选产品名单。

(四)自行软件开发

(1)软件开发中应将开发环境与实际运行环境物理分开,测试数据和测试结果受到控制。

(2)制定软件开发管理制度,代码编写安全规范,软件设计的相关文档和使用指南。

(3)保证在软件开发过程中对安全性进行测试,在软件安装前对可能存在的恶意代码进行检测。

(4)对程序资源库的修改、更新、发布进行授权和批准,并严格进行版本控制。

(5)所有开发人员须为专职人员,并对开发人员的开发活动进行控制、监视和审查。

(五)外包软件开发

(1)外包开发软件交付前检测其中可能存在的恶意代码,并要求开发单位提供软件设计文档和使用指南。

(2)要求外包软件开发单位提供软件源代码,并对软件源代码进行审查。

(六)工程实施

(1)指定或授权医院专门的部门或人员负责工程实施过程的管理,并制定安全工程实施方案。

(2)建议通过第三方工程监理控制项目的实施过程。

(七)测试验收

(1)信息系统安全建设测试验收阶段应制订测试验收方案,并依据测试验收方案实施测试验收,形成测试验收报告。

(2)信息系统进行上线前的安全性测试,并出具安全测试报告,安全测试报告应包含密码应用安全性测试相关内容。

(八)系统交付

(1)制定交付清单,并根据交付清单对所交接的设备、软件和文档等进行清点。

（2）对负责运行维护的技术人员进行相应的技能培训。

（3）提供建设过程文档和运行维护文档。

（九）等级测评

（1）指定等级测评工作责任人，每年定期选择符合国家有关规定的测评机构进行等级测评，发现不符合相应等级保护标准要求的及时整改。

（2）在发生重大变更或级别发生变化时进行等级测评。

（十）服务供应商选择

（1）信息系统安全建设中应选择符合国家的有关规定的服务供应商，与选定的服务供应商签订相关协议，明确整个服务供应链各方需履行的网络安全相关义务。

（2）定期监督、评审和审核服务供应商提供的服务，并对其变更服务内容加以控制。

五、安全管理中心

根据《基本要求》第三级安全要求，安全管理中心主要从系统管理、审计管理、安全管理和集中管控等方面进行防护。

（一）系统管理

通过系统管理员对系统的资源和运行进行配置、控制和管理，包括用户身份管理、系统资源配置、系统加载和启动、系统运行的异常处理以及支持管理本地和（或）异地灾难备份与恢复等。

对系统管理员进行身份鉴别，只允许其通过特定的命令或操作界面进行系统管理操作，并对这些操作进行审计。

（二）审计管理

通过安全审计员对分布在系统各个组成部分的安全审计机制进行集中管理，包括根据安全审计策略对审计记录进行分类；提供按时间段开启和关闭相应类型的安全审计机制；对各类审计记录进行存储、管理和查询等。对审计记录应进行分析，并根据分析结果进行处理。

对安全审计员进行身份鉴别，只允许其通过特定的命令或操作界面进行安全审计操作。

（三）安全管理

通过安全管理员对系统中的主体、客体进行统一标记，对主体进行授权，配置一致的安全策略。

对安全管理员进行身份鉴别，只允许其通过特定的命令或操作界面进行安全管理操作，并进行审计。

（四）集中管控

在医院网络中划分特定的安全管理区,保证对分布在网络中的安全设备或安全组件进行集中管控;通过堡垒机实现安全的信息传输路径,对网络中的安全设备或安全组件进行管理。APM 或安全管理平台的部署对网络链路、安全设备、网络设备和服务器等的运行状况进行集中监测,日志审计系统部署实现分散在各个设备上的审计数据进行收集汇总和集中分析。检测探针＋安全感知平台应能对网络中发生的各类安全事件进行识别、报警和分析。网络防病毒系统及补丁分发系统的部署应对安全策略、恶意代码、补丁升级等安全相关事项进行集中管理。

第二节　智慧医院系统运维保障

医院信息系统运维管理属于医院整体信息化规划的一部分,系统运维体系的建设是为了实现医院的信息化战略。因此无论多么先进的 IT 系统,也只有通过高效可靠的运维才能发挥作用。运维体系的打造是非常重要的环节,依靠《信息技术服务 运行维护 第 8 部分:医院信息系统管理要求》(GB/T 28827.8—2022)国家医疗信息系统运维的顶层指导,打造一套行之有效的体系能够让运维管理整体协调一致,有足够的弹性以适应未来的变化,应对未知的风险,更好地支持医院战略实现(图 6-2)。

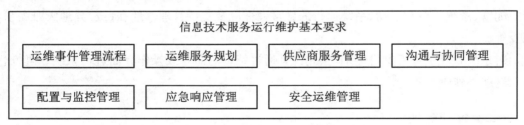

图 6-2　信息技术运行维护体系建设内容图

一、运维事件管理流程

以业务运行和服务客户为中心,制订规范化的管理制度、标准化的管理流程、符合行业要求的审计规范是 IT 运维管理的重要保障。建立完善而成熟的 IT 运维管理体制,通过流程管理,不断提高 IT 运维质量,实现高效运维,提升 IT 服务满意度。

运维管理制度化,医院越来越需要建立完善而成熟的 IT 运维管理体制,可以参考 ISO20000 运维标准建立管理制度。运维管理是依靠团队的协同合作,任何一个环节的纰漏都有可能造成严重的安全隐患,任何一个单点故障都可能是木桶中的那块短板。因此,在日常的管理中,必须制度化一些规则,作为日常工作的依据。

常规操作流程化,根据运维工作制订相关操作规范,例如《系统故障处理指导手册》《UNIX 系统环境配置规范》《Windows 系统环境配置规范》《数据库安全管理制度》等多项系统安装、系统安全、系统维护规范。有了这些规范,IT 运维管理变成了一个团队和一套操作流程的完美结合,运维管理中 70% 的工作要求执行人只要遵循规章制度和操作流程就可以做好。

通过规范运维保障问题处理操作流程,保证系统和设备一旦遇到问题,可以使相关信息得到及时传递,使问题得到快速处理,强化对问题原因的分析,不断减少问题的次数。

(一)问题处理工作记录表

系统问题处理记录表和状态表如表 6-2、表 6-3 所示。

表 6-2　系统问题处理记录表

系统名称	
问题描述	发现时间:
	发现地点:
	发现人员:
	内容描述:
问题分析	
处理描述	
解决用时	
处理结果	
处理人员	
解决评价	

表 6-3　系统问题处理状态表

状态	□ 正在批复　　□ 正在解决　　□ 已经解决　　□ 正在确认　　□ 已经归档 □ 无法解决　　□ 其他：		
受理人填写部分	申请部门：	申请人：	联系电话：
	申请时间：	要求完成时间：	受理人：
	问题优先级：□ 一般　　□ 中　　□ 急		
	问题类型初步判断： □ 用户操作问题　　　　　　　　　□ 系统功能问题　　　　□ 其他 □ 终端设备问题　　　　　　　　　□ 网络问题　　　　　　□ 主机系统问题 □ 需求修改和新增问题及其他问题　□ 权限问题　　　　　　□ 系统主数据问题		
	问题描述		
具体经办人填写部分	经办人：	受理时间：	实际完成时间：
	问题补充描述：		
	解决方案：		
支持中心填写部分	支持中心审核：		
	收档人：	收档意见：	收档时间：

（二）问题处理流程图

网络通信故障处理流程如图 6-3 所示。

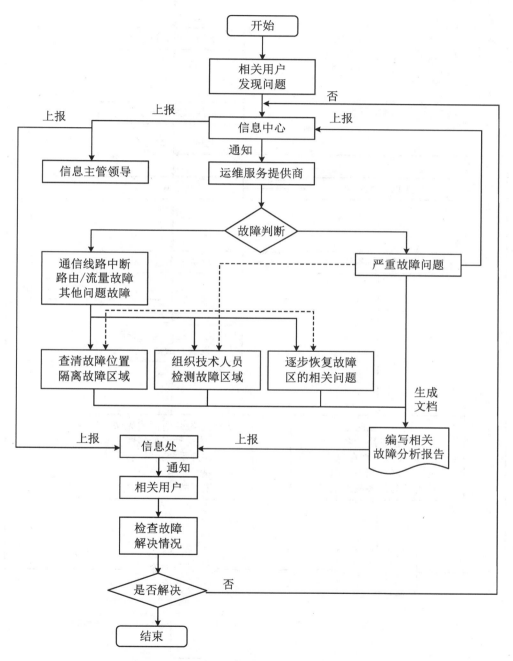

图 6-3　网络通信问题处理流程图

核心设备硬件故障流程如图 6-4 所示。

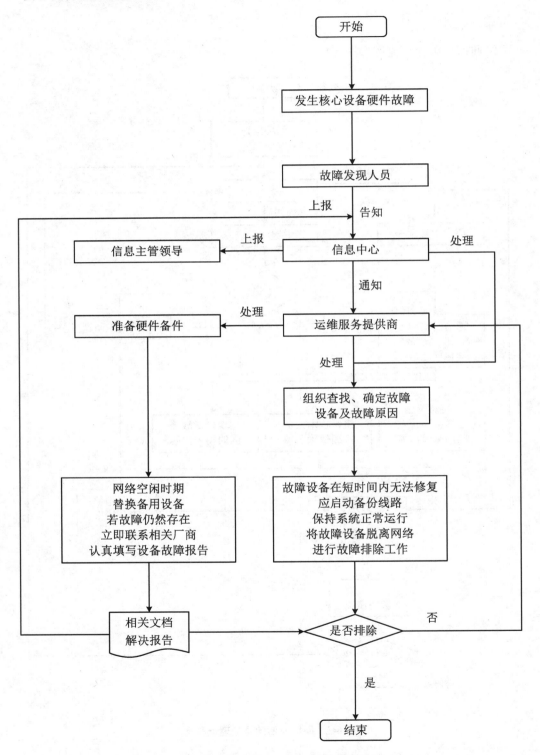

图 6-4　服务器软硬件系统问题处理流程图

服务器软硬件系统故障处理流程如图 6-5 所示。

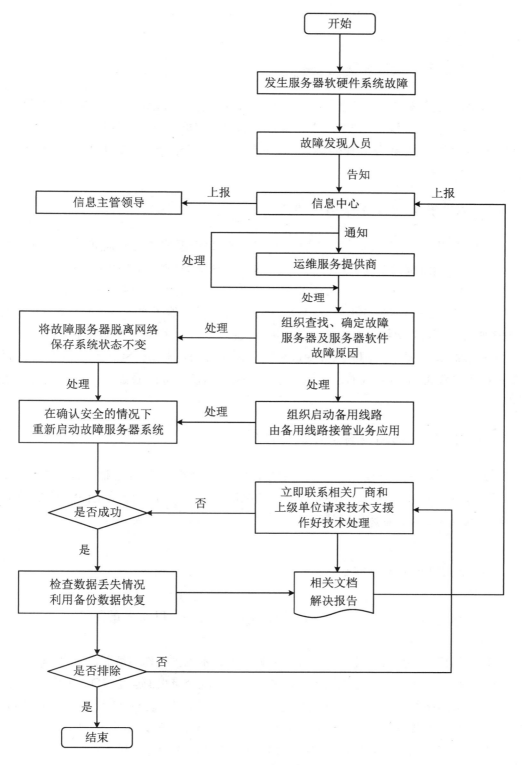

图 6-5　服务器软硬件系统问题处理流程图

二、运维服务规划

（一）以业务为核心的量化管理

临床部门的需求经常是因业务需要而产生的,当有新的需求时,临床部门需要 IT 部门快速响应,给出该业务所需的 IT 成本。将临床部门的需求进行量化管理,以科学的方法确定 IT 成本计算方法及业务分摊原则,建立一套 IT 成本分摊系统,推进 IT 成本的精细化管理。

（二）以业务为核心进行 SLA 规划

在医院应用系统中可能同时并存很多套子系统,每个系统的关键程度和业务等级都可能不一致。IT 运维部门要与临床部门一起定义每套临床系统所需要的 IT 服务要求以及相应的服务级别协议（Service Level Agreement,SLA）。IT 运维部门必须充分了解它所能提供的各种服务,尤其是服务的优先权和业务重要程度。业务服务水平要求是配置 IT 系统的主要依据,是衡量 IT 架构是否满足业务发展的关键点,IT 运维部门必须和临床部门一起梳理出各临床的 SLA 要求,将 IT 服务变成可测量的指标,根据临床 SLA 建立各系统资源配置的原则和配置表,进行有效的服务级别管理。例如门诊业务的服务级别要明显高于住院业务。

（三）以业务为核心进行运维质量评估

对 IT 运维信息进行收集、整理、分析,建立 IT 运维服务的平台,让业务部门对运维结果进行评价打分。定期对临床部门的整体服务情况进行总结,形成运维质量评估报告,这有利于提高运维服务质量和临床部门的满意度。

三、供应商服务管理

医院选择外包运维模式需要根据自身的 IT 运维成熟度,IT 服务的需求、内容和投资等情况来选择运维外包的服务商。

好的运维模式,可以帮助医院 IT 部门从繁杂的日常维护工作中解脱出来,借助 IT 运维平台可以有效地管理和监控运维服务的效果。一般医院会将桌面运维、IDC 机房运维、信息安全运维和设备运维外包出去。应用系统运维一般与软件开发公司签订售后服务合同,医院技术人员负责收集、验证和提交需求,软件公司负责开发和修改需求,软件公司不能掌握应用数据库的超级用户账号和密码,所有软件升级更新都必须在医院方的监控下完成。同理,其他涉及医院 IT 系统的用户和密码,包括机房的门禁系统、操作系统、数据库的用户和密码,都必须由医院方专人掌握并经常更改密码,以保证信息系统安全。

(1)确保运维服务商的选择符合国家的有关规定的运维服务商,并与选定的运维服务商签订相关的合同或协议,明确约定运维的范围、工作内容。

(2)审查选择的运维服务商应具有按照等级保护要求开展安全运维工作的能力,并将能力要求在签订的合同或协议中明确。

(3)与运维服务商签订的协议中明确所有相关的安全要求,如可能涉及对敏感信息的访问、处理、存储要求,对 IT 基础设施中断服务的应急保障要求等。

三、沟通与协同管理

(一)领导小组

应成立运维领导小组负责制(领导小组应由医院与系统供应商的领导等组成)。领导小组对项目运维提供全面的指导,一方面,它可以协调各方关系,调动各方力量;另一方面,它对项目运维过程中对出现的重大问题进行决策。

在医院信息系统的运维过程中,项目领导组是最高决策机构,它为所有工作人员提供强有力的支持与保障,协调各方之间的关系,同时监督项目参与方的行为。因此,项目领导小组的有效运作,是智慧医院建设项目成功的基础与关键。

(二)项目经理组

项目经理是整个项目组织中的核心角色,负责整个项目的运维。项目经理将负责所有的管理工作,以及其他相关的工作,如交付物、财务、合约等。他对系统的运维服务将承担最终的职责。项目经理将参与日常的系统运维管理,监控项目的进度,与系统架构师、实施小组经理和系统基础架构经理一起工作以确保系统的运维情况可以跟踪和控制。项目经理负责向领导小组汇报系统的运维情况和相关问题。项目经理一方面作为运维公司的统一接口,协调院方;另一方面协调和管理运维公司内部各类小组,减轻院方在项目执行过程中发生的对公司的协调工作。

(三)项目专家组

专家组由业务、技术、CMMI、过程、质量保证等领域的专家组成,为项目提供不同领域的咨询、建议、指导和评审。可由项目领导小组推荐相关专家担任专家组成员。

(四)技术总负责组

技术总负责是智慧医院建设项目最高技术负责人,负责系统应用软件技术架构的设计指导、验证以及最终运维,组织关键技术问题的攻关。在组织机构中,技术总负责由项目的技术总监兼任。

（五）质量保证组

QA组独立于项目之外的过程管理人员，负责评审项目过程、审计系统工件、工具和设备，为项目过程状态提供可视性，向高层经理及项目经理提供QA报告。QA的工作不受项目经理的领导，具有独立的向领导小组汇报的途径。QA组同时负责对总集成方相关过程和产品进行评审和审计，评价总集成方按期运维的能力，为项目降低可能带来的风险。QA将与项目管理团队及第三方质量保证团队紧密合作，完成项目整体管理以及质量保证工作。

（六）运维工程组

项目运维工程师是对一个项目的应用软件、系统软件与硬件系统运维负有全面职责的角色。项目运维工程师负责包括系统软件和硬件系统的安装、调试、集成和切换，数据预处理或者数据迁移等。

四、安全运维管理

根据医院信息安全管理制度体系框架中有关信息系统安全运维管理的有关制度规定，利用物理环境、网络系统、信息安全防护等运行维护管理和监测审计的系统和功能，以及统一安全监控管理中心等，不断完善系统运维安全管理的措施和手段，强化运维安全管理的科学规范，具体包括：环境管理、资产管理、介质管理、设备维护管理、漏洞和风险管理、网络与系统安全管理、恶意代码防范管理、配置管理、密码管理、变更管理、备份与恢复管理、安全事件处置、应急预案管理及外包运维管理等内容，确保系统安全、稳定地运行。

重点要进一步建立完善网络系统安全漏洞的日常扫描、检测评估和加固，系统安全配置变更，恶意代码病的监测防护，网络系统运行的日志审计记录和分析，数据的备份和恢复，安全事件的监测通报和应急响应等机制，并注重对安全策略和机制有效性的评估和验证。

（一）环境管理

（1）建立专门安全运维管理小组，组织实施对机房供配电、空调、温湿度控制、消防等设施，机房的出入，服务器的开关机等日常维护管理。

（2）建立机房安全管理制度，明确机房物理访问，物品带进、带出机房和机房环境安全等方面相关安全管理规定。

（3）加强日常办公环境的保密规定的宣贯、知会和管理。

（二）资产管理

（1）建立完善医院信息系统资产台账，包括资产责任部门、责任人、重要程度和位置等内容。

（2）建立信息资产安全管理制度,明确相关管理规定。

（3）对重要资产进行分类标识,并采取相应的管理措施;建立信息分类与标识方法相关规定。

（三）介质管理

（1）建立介质管理制度,明确相关管理规定。

（2）对介质的存放环境进行安全检查,确保存储环境由专人负责管理。

（3）对存储介质外出、传输、归档和查询等严格履行手续,并作详细记录。

（4）对存储介质的使用过程、维修和销毁加强管理,带出的介质采用技术手段进行内容加密,对送出维修或销毁的介质中的敏感数据,采用有效技术手段进行彻底清除。

（5）介质销毁必须履行相关手续,不得擅自自行销毁。

（6）某些用于数据备份的存储介质应按照有关要求进行异地存储,异地存储的环境和安全应和本地相同。

（7）重要存储介质中的数据和软件通过技术手段采取加密存储,并对介质按存储数据的重要程度进行分类标识管理。

（四）设备维护管理

（1）建立信息系统日常维护管理制度,明确管理部门和人员对信息系统相关的各种设备、线路进行维护管理,明确维护人员的职责。

（2）建立设备安全管理制度,明确软硬件设备的选型、采购、发放和领用等过程的管理规范,明确设备的涉外维修和服务的审批,维修过程的监督。

（3）建立软硬件及配套设施日常维护管理制度,明确维护人员职责、涉外维修和服务审批、维修过程的监督控制等。

（4）建立设备操作规程,规范操作行为。

（5）信息处理设备带离原放置场所,必须履行审批手续。

（五）漏洞和风险管理

（1）由安全管理人员定期进行系统漏洞扫描,识别安全漏洞和隐患,对发现的安全漏洞和隐患及时采取措施及修补。

（2）系统补丁在安装前,需在测试环境进行测试通过,并对重要文件进行预先备份。

（3）每年定期开展安全测评,并形成安全测评报告,对评测中发现的安全问题进行及时处理。

（六）网络和系统安全管理

（1）建立网络和系统安全管理制度,明确管理人员的岗位职责,对安全策略、账户管理、配置管理、日志管理、日常操作、升级与打补丁、口令更新周期等方面做出具体规定。

（2）与外部系统的所有连接需得到授权和批准，采取技术手段控制和禁止非授权设备的接入，监控违规外联的相关行为。

（3）建立系统操作手册，依据操作手册进行系统维护，对系统的维护详细记录操作日志，禁止未经授权的操作行为。

（4）定期对系统运行日志、审计数据和报警数据进行分析，发现异常及时上报并处理。

（5）详细记录运维操作日志，包括日常巡检工作、运行维护记录、参数的设置和修改等内容。

（6）严格控制变更性运维，经过审批后才可改变连接、安装系统组件或调整配置参数，操作过程中应保留不可更改的审计日志，操作结束后应同步更新配置信息库等。

（七）恶意代码防范管理

（1）加强对医院所有用户的防病毒知识培训。

（2）建立防病毒系统管理制度，明确管理员职责、防病毒系统日常管理、病毒库升级、升级情况记录、病毒分析处理、定期总结汇报等内容。

（3）管理员定期检查病毒库升级情况并记录，对防病毒系统、防病毒网关上截获的病毒或恶意代码进行及时分析处理，形成书面分析处理报告和总结汇报。

（八）配置管理

（1）记录和保存信息系统中基本配置信息，包括网络拓扑结构、各个设备安装的软件组件、软件组件的版本和补丁信息、各个设备或软件组件的配置参数等。

（2）将基本配置信息改变纳入变更范畴，实施对配置信息改变的控制，并及时更新基本配置信息库。

（九）密码管理

依据密码相关国家和行业标准，建立密码使用管理制度，明确用户的日常密码管理要求。

（十）变更管理

（1）系统需要变更时，应确认变更，并制定变更方案。

（2）建立系统变更管理制度，明确系统变更前的申请、方案评审和实施情况等的规定。

（3）建立系统变更控制的申报和审批程序，对变更影响进行分析和记录。

（4）建立中止变更的程序，明确过程控制和人员职责，按需进行恢复演练。

（十一）备份与恢复管理

（1）由管理人员负责识别需要定期备份的重要业务信息、数据及软件系统。

（2）建立备份与恢复管理制度，明确备份方式、备份频度、存储介质和保存期限等规定。

（3）建立数据备份和恢复策略。

（4）采用合适的备份系统和备份软件，对备份过程进行记录，所有文件与记录妥善存储。

（5）定期检查恢复手段的有效性，测试备份介质的有效性，确保恢复效果。

（十二）安全事件处置

（1）建立安全事件报告和处置管理制度，明确有关规定。

（2）根据国家有关要求，对安全事件进行等级划分。

（3）建立安全事件报告和响应处理程序，明确有关规定。

（4）安全事件报告和响应处理过程中，应分析鉴定原因，收集证据，记录处理过程，总结经验，完善补救措施，所有记录和文档都应妥善保存。

（5）对有重大影响的安全事件（如系统中断、信息泄密等）采用不同的处理程序和报告程序。

参考文献

［1］ 国家市场监督管理总局，中国国家标准化管理委员会.信息安全技术网络安全等级保护基本要求：GB/T 22239—2019［S］.北京：中国标准出版社，2019.

［2］ 国家市场监督管理总局，中国国家标准化管理委员会.信息安全技术信息系统密码应用基本要求：GB/T 39786—2021［S］.北京：中国标准出版社，2021.

［3］ 国家市场监督管理总局，中国国家标准化管理委员会.信息技术服务运行维护第8部分：医院信息系统管理要求：GB/T 28827.8—2022［S］.北京：中国标准出版社，2022.

［4］ 郭启全，等.网络安全法与网络安全等级保护制度培训教程［M］.北京：电子工业出版社，2018.

［5］ 王磊.浅谈基于等保的医院网络安全建设及改进［J］.甘肃科技，2019，35(9)：14-15.

［6］ 李大鹏.基于等级保护要求加强医院信息安全管理［J］.网络安全技术与应用，2019(7)：103-104.

第七章　智慧医院的评审与评测

智慧医院的概念提出至今,有一段时间存在着"无标可依"的阶段,对于"智慧医院"的建设标准与评价体系也存在较为模糊与不一致的说法,国内外各式标准同时存在也造成了医院在选择上的疑虑。与此同时,全国各地、各级以及各类型的医疗机构的发展水平与现实情况各不相同,各地对于"智慧医院"的建设指引可能存在着地区化差异,难以真正将全国范围内的智慧医院信息化建设的工作依据具有一定普适性、规范化的标准落到实处。

因此,随着我国智慧医院评审与评测内外部环境的变化,特别是随着"三位一体"智慧医院评估体系与互联互通测评体系的相继发布与完善后,智慧医院评审与评测体系逐渐形成了较为科学、成熟的广泛评价体系,能够切实帮助并促进我国各种医疗卫生服务机构审视自身信息化情况,科学设定信息化建设战略路径与目标,合理安排适合于自身情况的智慧医院评审与评测工作。

第一节　智慧医院评审与评测概述

一、近年评审与评测的演变历程

(一)智慧医疗的电子病历评级变化

在 2000 年前后,电子病历逐渐成为了国际上认可的一种信息化应用。如 2004 年 1 月,美国前总统布什于在美国众议院发表国情咨文时,提出要让绝大多数美国公民能够在十年内具有电子健康记录,并以此开始建立起一套全国性的国家卫生信息架构[①],同年 7 月,由致力于卫生信息标准开发的国际组织 HL7(Health Level Seven International)牵头的《电子病历系统功能(草案)》(Electronic Health Record-Draft Standard for Trial Use,EHR DS-TU)即完成拟定并付诸试点,响应美国国内的卫生改革的信息化挑战。随后,经过数年的专

---

① 即国家健康信息网络(National Health Information Infrastructure,NHII),旨在集聚面向个人健康、医疗服务与公共卫生的标准、法规与技术应用等方方面面的一项非政府倡议。

家审议与全美范围内的试点,最终该试行草案在 2007 年 2 月 21 日获得美国国家标准局(American National Standards Institute,ANSI)的正式批准,由此成为世界上第一个关于电子病历的国家标准。

电子病历真正进入到评审的概念也在这个时期出现,实现了从标准到评审的发展。首先,美国医疗信息与管理系统学会(Healthcare Information and Management Systems Society,HIMSS)于 2006 年建立了电子病历应用模型(EMR Adoption Model,EMRAM),其评估侧重于对临床系统的信息处理功能,对相关的放射、检验、药房等辅助部门系统功能以及临床数据库功能等进行评价,当信息系统达到相应标准时就能够通过评估评价达到对应的等级,HIMSS EMRAM 也成为了国内外一定时间内对于医院信息化建设评审的重要标准;其次,在 2009 年美国国会通过的 HITECH 法案①中开始涉及的"有效使用(Meaningful Use,MU)概念",即授权美国医保部门(Centers for Medicare and Medicaid Services,CMS)制定有效使用 MU 的具体标准,包括对医院电子病历功能的具体要求,及对医院在电子病历的应用程度的考察要求。

然而,我国的医疗卫生服务体系与欧美医疗机构的发展水平与现实情况相差极大,直接照搬或引用既不实际,也不科学,因此制订一套属于我国自身特色的、符合我国医院电子病历应用与发展要求的电子病历评审标准成为行业内重要的问题。

在此背景下,2011 年 10 月,原卫生部正式印发《电子病历系统功能应用水平分级评价方法及标准(试行)》(卫办医政发〔2011〕137 号),次年原卫生部医政司进一步印发《关于委托开展电子病历系统应用水平分级评价有关工作的函》(卫医政疗便函〔2012〕69 号),在医政医管局的指导下,结合过去数年电子病历系统应用试点的经验,在这一年医院管理研究所正式开展电子病历系统应用水平分级评价有关工作,自此属于我国自己的"电子病历"评级标准体系开始逐渐运转,也由此成为国内电子病历行业发展的一个标志性里程碑。

2018 年年底,随着《关于电子病历系统应用水平分级评价管理办法(试行)及评价标准(试行)》(国卫办医函〔2018〕1079 号)的印发,我国的电子病历评级工作正式进入更为成熟的时期,而这一 2018 年版的评级标准也正式成为沿用至今的标准。对比七年前的 2011 版,电子病历评级标准从 0~7 级升级为 0~8 级,即以新增的 8 级为更高的要求来划定医院更高的发展形态,降低中低等级的评级要求以进一步推广电子病历系统的应用,同时中等水平的评级基本维持不变,以期让标准能锚定在一定的水平要求之上。

(二)智慧服务与智慧管理的迭代

智慧医院的建设主要都是以提升以电子病历为核心的智慧医疗(有时也叫作智慧临床)的信息化能力提升,即提升智慧医院的综合能力时,如何评价一家医院的服务能力与管理运营的水平? 在高水平、高效率的临床医疗与护理服务供给的过程当中,患者对于这些服务的

---

① 即经济与临床健康信息技术法案(Health Information Technology for Economic & Clinical Health Act,HITECH),该法案批准了 192 亿美元预算用于推广医疗数据信息化和电子病历系统,被视为美国医疗改革的基础。

感知水平如何? 作为管理团队,对于医院整体的运营情况了解程度如何? 这些都是在提升了智慧医疗水平后,智慧医院质量提升过程中所面临到的更关键的问题。

医疗服务供给过程中,标准化、规范化的服务流程对医疗质量的保证和提高至关重要已经成为一项共识。在国际上,国际医疗认证联合委员会(Joint Commission International, JCI)标准是一项在全世界范围内都得到认可的医疗服务标杆,不仅代表着医院服务和管理的最高水平认证,也是世界卫生组织认可的一种认证模式。自 1997 年以来,JCI 编纂认证标准开始到目前已经是 2014 年修订的第五版,2003 年正式引入国内,同年广东祈福医院成为中国大陆第一家通过 JCI 认证的医院,2006 年浙江大学医学院附属邵逸夫医院则成为第一家通过 JCI 认证的公立医院。

由于 JCI 标准的核心内容大多在于质量改进与患者安全,特别是要求医院构建质量与安全项目管理体系,质量信息能够上传下达,科室层面的优先改进项目与医院层面的优先级项目保持一致,改进举措落实有效,医院各科室和部门需设立与其服务内容相关的质量监控指标,质量管理办公室在指标的选择、整合、分析过程中发挥督导作用(第 5 版 JCI 评审标准),对于智慧服务与智慧管理的评价深度与广度也存在着一定的偏重,也未能很好地围绕我国医疗机构在提供医疗卫生服务时的难点、痛点,以及在管理运行过程中切实需要改善的信息化需求等实际情况进行考察。

在此背景下,国家卫生健康委员会于 2019 年 3 月正式发布《关于印发医院智慧服务分级评估标准体系(试行)的通知》(国卫办医函〔2019〕236 号),2021 年印发《关于印发医院智慧管理分级评估标准体系(试行)的通知》(国卫办医函〔2021〕86 号),一个是通过建立起俗称为 4S(Smart、Service、Scoring、System)标准的医院智慧服务评价体系来衡量医院医疗服务的智慧水平,另一个则是前两年刚发布的考察医院管理运营信息化系统是否足够智慧化的智慧管理评级。这两个标准的正式公布,意味着在医疗、服务与管理三大领域的智慧化建设自此有了国家评级标准,智慧医院的建设衡量标准也实现了进一步的完善。

(三) 各类国家标准的进一步发展

2011 年,在原卫生部印发的《三级综合医院评审标准》中,曾经明确提到其在制定过程当中,借鉴了"各国、各地区医院评审经验,以及国际评审认证的实践总结",这里实则主要指的便是以 HIMSS EMRAM 与 JCI 为代表的国外评级标准。自 2016 年起,JCI 认证在国内受到了许多医院的欢迎。截至 2018 年 11 月,我国共有 106 家医疗机构(不含港澳台)通过 JCI 认证,其中通过认证的 47 家公立医院当中有 26 家三级甲等医院,其中即包含浙江大学医学院附属第一医院、浙江大学医学院附属邵逸夫医院、复旦大学附属华山医院与上海儿童医学中心等知名三甲医院,而同期通过 HIMSS EMRAM 六级的医院也超过 50 家,通过七级评级的也有 14 家,其中首都医科大学宣武医院、中国医科大学附属盛京医院、广州市妇女儿童医疗中心等多家知名公立大三甲医院也在其中。

随着近年来内外部政策环境的变化与国内评级标准的日臻完善,尤其是随着网络安全与大数据安全等问题逐渐被列入国家重点关注的领域,国家标准评级成为了更加重要的选项。在 2018 年 9 月国家卫生健康委员会发布的《国家健康医疗大数据标准、安全和服务管理办法(试行)》(国卫规划发〔2018〕23 号)中明确提到,健康医疗大数据应当存储在境内安全可信的服务器上,因业务需要确需向境外提供的,应当按照相关法律法规及有关要求进行安全评估审核。次年 7 月,时任医政医管局副局长的焦雅辉在 2019 中国医院协会信息网络大会(CHIMA 2019)医院信息领导力论坛上,明确提出了不允许公立医院参加由境外第三方组织的任何评价工作的说法,并且也指出了医院的信息化系统的建设也要从国家安全战略高度出发,认识到医院产生的医疗大数据实则也是国家安全的重要组成,重申了我国的公立医院一定要注重医疗数据安全的工作。

此后,我国公立医院实质上逐渐暂停了境外标准的评审参与工作,而随后 JCI 评审也于 2023 年正式通过邮件告知正式暂停其在中国大陆地区的评级服务,同样属于国外标准的 HIMSS ERAM 评审也逐渐停止。在经历过一段时间的国内外标准同时存在的时期后,属于我国自己的、更适合我国医院发展实际的"三位一体"智慧医院评级体系将成为国内公立医院最核心的评级标准。

与此同时,在 JCI、HIMSS ERAM 等国外标准逐渐退出后,我国自身的医院国际化评审标准也有着同样的发展。2022 年 9 月,随着由深圳市卫健医院评审评价研究中心(SHARC)编制的《医院质量国际认证标准(2021 版)》的发布,中国有了首个获得国际医疗质量协会外部评审会(ISQua EEA)认证的医院评审标准。在首批参加"国际版"评审认证的医院当中,不仅有来自中国大陆地区的中山大学附属第一医院、中国科学院大学深圳医院等一流三甲医院,更是有威尔斯亲王医院(Prince of Wales Hospital,PWH)、东区尤德夫人那打素医院(Pamela Youde Nethersole Eastern Hospital,PYNEH)等来自香港特别行政区的运用西方管理体系的医院参与其中。未来,随着国际评审的深化,我国智慧医院的评审标准能够进一步与国际接轨,实现更适合自身、更面向国际以及更高标准的评测与评测的体系。

二、各类评审与评测的方向与目标

当智慧医院"三位一体"的评审标准逐渐形成后,以智慧医疗为中心的电子病历评级经过多年的发展变得更加成熟,而以 4S 标准为核心的智慧服务评级也成功起步并评审出了第一批获得智慧服务级别的医院,加上以现代化管理为主线的智慧管理评级开始试水,我国的智慧医院信息化评级体系逐渐成熟。因此,不同于通过单一的评审标准来解决医疗、服务与管理的水平划定问题,我国的智慧医疗评审与评测的方向与目标都是不同的。也就是说,不同的评审标准需要解决的问题是不一样的,聚焦的领域、关注的需求也相差很大,在智慧医院建设的过程当中需要实现各项标准的平衡,实现多方位的"评建结合"。

(一)电子病历评级,智慧医疗的风向标

电子病历评级是对各医疗机构现阶段电子病历系统应用所达到的水平进行全面评估,建立适合我国国情的电子病历系统应用水平评估和持续改进体系。对于医院来说,能够进一步明确电子病历系统各发展阶段应当实现的功能,提供电子病历系统建设的发展指南,指

导医疗机构科学、合理、有序地发展电子病历系统。值得注意的是,虽说是"电子病历"评级,但其评价的范畴不是仅局限于我们个别时候提及的狭义电子病历系统(如达到结构化病历、病历书写质控等),而是涵盖了诸如临床诊疗工作的高效开展、病区护理工作的精细开展、检验检查信息与临床工作站的畅通程度、手术麻醉与重症等业务的过程管理、药事工作开展情况等全院与临床业务相关的系统,并且不仅仅是需要"有",而且考察的重点更是在于有没有"用"起来,包括用得好不好(数据质量)等深度考察。从另一个角度来说,电子病历评级仅仅关注临床业务的信息化状况,而患者服务、技术底层支撑以及管理等问题则不在电子病历评级考察的范围之内。

(二)智慧服务评级,患者服务的温度计

智慧服务作为仅次于电子病历评级推出的智慧医院评级关键组成部分之一,同样由国家卫生健康委员会医院管理研究所(National Institute of Hospital Administration,NIHA)作为主管单位进行管理,其主要测评的重点是对医院在服务供给方面的各个方面进行评估和分类的标准体系,同时能否实现"智慧化",即评判是否能够充分利用人工智能、大数据、云计算等新技术,为就诊患者提供更加智能化、个性化、高效化的服务。智慧服务评级的一大重点,是将整个就诊服务流程明确拆分为诊前、诊中、诊后与全程服务四个大块,同时也将保障服务的基础与安全纳入其中,以场景化、流程化的要求促进医院改进就诊全流程的服务质量与服务水平,让患者群众不仅仅能够"看好病",并且还得能"更好地看病"。从评级的内容来看,智慧服务评级相对而言是新技术应用最广泛的一个领域,也是患者群众最能够感知到的医院信息化提升的一面,然而智慧服务的标准所列出的各级需求是更偏向于场景化与需求化的,可能涉及的信息化系统较为分散,可以说智慧服务虽然看似条目清晰,但具体实施起来则更需要贴近患者的细节需求进行不断打磨,以更加智慧化的技术支撑,提升医院患者服务的"温度"。相似的,智慧服务也仅针对医院的全流程服务相关维度进行考察,而对业务生产系统与管理系统则不作考察。

(三)智慧管理评级,医院运营的催化剂

近年来,随着《关于建立现代医院管理制度的指导意见》(国办发〔2017〕67号)、《关于开展建立健全现代医院管理制度试点的通知》(国卫体改发〔2018〕50号)、《关于新增建立健全现代医院管理制度试点医院的通知》(国医改秘函〔2021〕66号)与《关于印发公立医院运营管理信息化功能指引的通知》(国卫办财务函〔2022〕126号)等促进医院管理与运营方面的政策文件印发,智慧管理评级逐渐成为近年来各公立医院也较为关注的一项评级工作。国家卫生健康委员会医院管理研究所作为主管单位进行管理的第三大智慧医院评级,目前仅鼓励依据标准进行自评,暂未组织开展全国范围内的评级工作。

虽然如此,智慧管理的涵盖面相较电子病历评级与智慧服务评级而言更广,不仅涉及医疗护理管理、药品耗材管理与教学科研管理等目前国内常见的医院管理主题,并且围绕医院运营管理、财务资产管理、人力资源管理等公立医院接触不深、理念较旧的跨学科领域也开

始设立了一定的智慧化建设需求,也许可以因此判断,智慧管理的评级方向不在于技术阻碍,更关键的是在于组织能力与实施动力不足,同时也缺乏对于医院业务场景下的财会、物资或是人资管理的信息化理解与跨体系的有机融合。例如,医院在进行智慧管理信息化顶层统筹规划时,大概率需要频繁召集包含信息科、财务科(室)、门诊办公室、后勤科(室)、总务科(室)等数个部门的职能部门人员,同时邀请一线临床科室人员(各病区、药剂科)配合一同挖掘需求,从而合理评估智慧管理级别,平衡实施工作模块等,而该工作本身便已是一件"大型工程",实现体系化的智慧管理的统筹建设实则是一件大事。然而,当医院能够有决心、有信息、有组织地将智慧管理评级的建设推进下去、开展起来,对于整个智慧医院建设的大好局面产生巨大的补足作用,也将会成为"三位一体"智慧医院信息化建设工作的最后一块补足的"关键拼图"。

(四) 互联互通测评,技术底座的引路人

近年来,随着我国医改进入深水区,国家对于医院高质量发展提出了越来越明确的要求,其中也对"三位一体"智慧医院建设、患者健康数据互联互通都提出了更高的要求。然而,因我国医院信息化建设整体起步晚,医院多是各自为政进行信息化建设,标准统一性差,信息系统越上越多,但无法对积累的海量数据得到有效的利用,医院内部仍然信息烟囱耸立。具体有以下几个常见的问题亟待解决:

信息采集不足。医疗机构信息化建设的重要环节之一是信息采集。现实中,一些医疗机构还存在数据采集不足的情况,部分医疗机构所使用的信息系统并不具备完善的数据采集功能。这就导致了患者的病历信息并不完整,给医生的诊断和治疗带来了困难。

信息共享存在问题。医疗机构信息化建设的另一重要环节是信息共享。但是,现实中医疗机构之间的信息共享仍存在诸多问题。归根结底,这是由于医疗机构之间缺乏有效的数据交换机制所导致的。另外,存在信息共享的安全问题,如个人隐私泄露等问题。

信息系统运维问题。医疗机构的信息系统并不像其他行业那样经常进行升级和更换。这就导致了医疗机构信息系统的维护和升级不足。一些医疗机构的信息系统往往存在不少的安全漏洞,这就导致了患者的数据产生了泄漏的风险。

医疗信息化建设成本高。医疗信息化建设的前期投入较高,涉及硬件、软件、人力、培训等方面的费用。对于一些小型医疗机构来说,承受这样的费用无疑是一个较大的挑战。

业务系统用户对系统的认可度不高。随着信息化的发展,医疗机构在使用信息系统的同时,还需要对员工进行培训,让他们对信息系统的使用有更深入的了解。这项工作是比较繁琐的,特别是对于一些资金较为有限的医疗机构来说,提供此类培训的资金和人力也是一个相当大的挑战。

患者隐私保护难度高。医疗机构在信息共享的过程中,往往涉及很多个人敏感性数据的传输和共享中包括了病人的疾病信息、个人身份信息等,这就对医疗机构的信息保护带来了极大的挑战。如何对这些数据进行合理的加密,是医疗机构不能忽视的重要问题。

在此背景下,互联互通测评应运而生,即通过"以评促建""以评促改"的方式,解决以上的几点问题。互联互通测评,即《国家医疗健康信息医院信息互联互通标准化成熟度测评方

案》,由国家卫生健康标准委员会卫生健康信息标准专业委员会与国家卫生健康委员会统计信息中心进行编制并进行主管,先后经历了2017年初版与2020年现行版两个版本。互联互通测评与上述三个评级标准略有不同的地方在于,无论是智慧医疗,还是优化智慧服务与智慧管理,其中心在于系统的应用,而互联互通测评则聚焦在规范化、标准化与跨系统与跨机构的互联互通。正如国家卫生健康委员会统计信息中心在印发2020版互联互通测评要求时所表明的,互联互通测评是"指导各级医院信息标准化建设,推进医疗健康信息互联互通和共享协同"的一个评测,其中以信息化平台统一全院系统内外部交互、做实数据规范化与标准化,基于主题数据库进行数据的分类存储与进一步利用,并基于平台进一步辅助临床、服务与管理业务的开展,可以说互联互测评最初的定位就在于"技术底座"与"业务引路",这个测评的方向与目标在2022年年底国家卫生健康委员会发布的《关于印发"十四五"全民健康信息化规划的通知》(国卫规划发〔2022〕30号)中也再次强调与要求了(医院信息平台与互联互通体系建设的重要性与必要性)。

当回顾前文提及的一些问题,对于医院等医疗机构的信息部门如何解决这些问题,带领医院信息化建设走出困境呢?互联互通的测评标准即从"互联互通数据标准、互联互通技术标准、互联互通管理标准"三位一体和"医院数据资源标准化建设、互联互通标准化建设、基础设施建设和互联互通应用效果"四个方面,针对医院信息数据交互平台进行综合测试和评估,促进跨机构跨地域互联互通和信息共享(图7-1)。与此同时,互联互通测评作为国家级评审,互联互通测评标准是基于国家对于全民健康信息化顶层规划,以电子病历为核心的医院信息平台为枢纽的互联互通技术架构,为测评医疗机构实现信息系统数据集聚与利用并

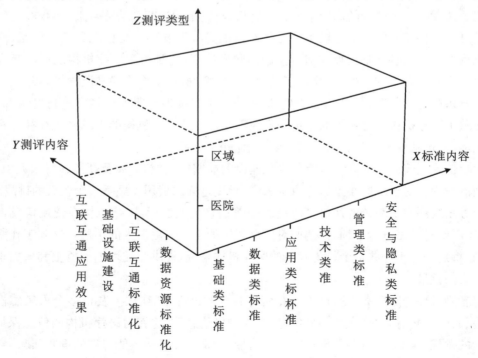

图7-1 医疗健康信息互联互通标准与测评体系构成示意

消除信息孤岛起到了举足轻重的作用。该测评从开立至今,一直秉承"以评促建、以评促改、以评促用"的理念,鼓励医疗机构以标准化成熟度测评为信息化抓手,提升医院信息数据互联共享能力。

在未来,当我们展望互联互通测评的方向与长期目标,可以发现测评对于医院自身的未来发展也具备着较强的战略性发展推动作用:

集成平台发挥数据枢纽作用。四级甲等是当前医疗健康信息互联互通标准化成熟度的期望值。四级甲等需要建立更加完善的信息平台、独立的临床数据中心,为辅助临床诊断决策的临床知识库,实现对辖区内更多卫生健康机构系统的覆盖,并有效实施动态的数据质量监控管理,从逻辑性、及时性、完整性、稳定性和准确性等方面衡量平台数据质量都有较好表现,丰富业务系统的建设。

标准不断更新,顺应技术发展及新环境下的医院发展新要求。国家卫健委发布《医院信息互联互通标准化成熟度测评方案(试行)》,并不断结合近年来医疗信息化建设的新需求、新技术的应用情况,对测评流程、内容进行了更加科学的细化,更加适应医院高质量发展的智慧医院建设需要。

持续提升数据质量与安全。数据的质量与安全成为医院信息化建设的重点,在具体的医院建设过程中,信息化企业也遇到了诸多难点,其中,数据的准确性和安全性问题最为敏感。数据驱动的医疗决策支持、管理决策支持能力是2020版在应用效果评价部分着重强调的内容。要实现应用信息系统对公立医院绩效考核的特定(单)病种、院内风险疾病管理,如VTE、COPD、AKI 等病种诊疗质量管理,更加离不开标准化、高质量的数据基础。医院在数据源端存在数据缺失、数据错误等情况很普遍,表现为字典标准不统一、时间逻辑错误、关键数据缺失等数据问题。因此,医院要通过互联互通测评,必须加强对业务数据的治理工程,治理的好坏影响数据的可信度和智能化程度,治理的效果直接决定数据资产的价值。

创新引领,促进行业快速发展。提高对大数据临床科研系统建设的要求也新增了自然语言处理、知识图谱、数据建模、机器学习、深度学习、大数据搜索、5G、影像 AI、语音识别、视觉识别、区块链、物联网、机器人、可穿戴设备等新技术应用场景,这也对信息化企业都提出了更高的要求。

总体而言,依据测评方案本身的定义,互联互通测评是"互联互通测评的重要组成部分,通过对各医疗机构组织建设的以电子病历和医院信息平台为核心的医院信息化项目进行标准符合性测试以及互联互通实际应用效果的评价,构建的一套科学的、系统的医院信息互联互通标准化成熟度分级评价技术体系、方法和工具。医院信息互联互通测评旨在促进卫生健康信息标准的采纳、实施和应用,推进医疗卫生服务与管理系统的标准化建设,促进业务协同,为医疗卫生机构之间标准化互联互通和信息共享提供技术保障。"对于测评本身而言,在当前与未来一段时间内必然是构筑强大的智慧医院信息化体系必不可少的一块基石。

第二节　智慧医院评审与评测标准

一、以智慧医疗为中心的电子病历评级

2018 年 12 月,国家卫生健康委员会发布《关于印发电子病历系统应用水平分级评价管理办法(试行)及评价标准(试行)的通知》(国卫办医函〔2018〕1079 号),在 2011 年的电子病历评级标准的基础上更新发布了《电子病历系统应用水平分级评价管理办法(试行)》与《电子病历系统应用水平分级评价标准(试行)》,持续推进以电子病历为核心的医疗机构信息化建设,同时强调了地方各级卫生健康行政部门要组织辖区内二级以上医院按时参加电子病历系统功能应用水平分级评价。到 2019 年,所有三级医院要达到分级评价 3 级以上;到 2020 年,所有三级医院要达到分级评价 4 级以上,二级医院要达到分级评价 3 级以上,自此开启了新一轮电子病历评级的新高潮。

以电子病历为核心的医院信息化建设是公立医院改革的重要内容之一,为保证我国以电子病历为核心的医院信息化建设工作顺利开展,逐步建立适合我国国情的电子病历系统应用水平评估和持续改进体系。电子病历评级的级别设置为 9 级 3 层:0～8 共 9 个等级。0～3 级是初级水平;4～5 级别是中级水平;6～8 级是高级水平,其评价维度包括电子病历系统的功能点覆盖及完备情况(包括技术基础环境)、电子病历系统各功能点的实际有效应用范围与电子病历系统中的数据水平质量(表 7-1)。

表 7-1　电子病历系统整体应用水平分级评价基本要求

等级	内容	基本项目数(项)	选择项目数(项)	最低总评分(分)
0 级	未形成电子病历系统	—	—	—
1 级	检查医疗信息系统建立	5	20/32	28
2 级	医疗信息部门内部交换	10	15/27	55
3 级	部门间数据交换	14	12/25	85
4 级	全院信息共享,初级医疗决策支持	17	9/22	110
5 级	统一数据管理,中级医疗决策支持	20	6/19	140
6 级	全流程医疗数据闭环管理,高级医疗决策支持	21	5/18	170
7 级	医疗安全质量管理,区域医疗信息共享	22	4/17	190
8 级	健康信息整合,医疗安全质量持续提升	22	4/17	220

注:选择项目中"20/32"表示 32 个选择项目中需要至少 32 个项目达标。

二、以 4S 标准为核心的智慧服务评级

2019 年 3 月,国家卫生健康委员会印发《关于印发医院智慧服务分级评估标准体系(试行)的通知》(国卫办医函〔2019〕236 号),全新发布了围绕智慧服务、指导医疗机构科学、规范开展智慧医院建设,逐步建立适合国情的医疗机构智慧服务分级评估体系,推进智慧医院建设和改善医疗服务参考。

医院智慧服务是智慧医院建设的重要内容,指医院针对患者的医疗服务需要,应用信息技术改善患者就医体验,加强患者信息互联共享,提升医疗服务智慧化水平的新时代服务模式。建立医院智慧服务分级评估标准体系(Smart Service Scoring System,4S),旨在指导医院以问题和需求为导向持续加强信息化建设、提供智慧服务,为进一步建立智慧医院奠定基础。电子病历、医院运营、教学、科研等信息化建设情况不在本评估范围内。

表 7-2 医院智慧服务分级评估项目

序号	类别	业务项目	应 用 评 估
1	诊前服务	诊疗预约	应用电子系统预约的人次数占总预约人次数比例
2		急救衔接	具备急救衔接机制和技术手段并有应用
3		转诊服务	应用信息系统转诊人次数占总转诊人次数比例
4	诊中服务	信息推送	应用信息技术开展信息推送服务
5		标识与导航	具备院内导航系统
6		患者便利保障服务	具备患者便利保障系统并有应用
7	诊后服务	患者反馈	电子调查人次占全部调查人次比例
8		患者管理	应用电子随诊记录的随诊患者人次数占总随诊患者人次比例
9		药品调剂与配送	具有药品调剂与配送服务系统并有配送应用
10		家庭服务	具备电子记录的签约患者服务人次占总签约患者服务人次比例
11		基层医师指导	应用信息系统开展基层医师指导
12	全程服务	费用支付	具备电子支付系统功能并有应用
13		智能导医	有智能导医系统功能并有应用
14		健康宣教	有健康宣教系统并有应用
15		远程医疗	具备远程医疗功能并有应用
16		安全管理	应用身份认证的系统占全部系统比例
17		服务监督	具备服务监督机制并有监督记录

在局部应用情况评估方面,按照患者诊前、诊中、诊后各环节应涵盖的基本服务内容,结合医院信息化建设和互联网环境,确定5个类别共17个评估项目(表7-2、表7-3)。

表7-3 医院智慧服务分级评估基本要求

等级	内　　　　容	基本项目数(项)	选择项目数(项)	最低总评分(分)
0级	没有/极少应用信息化手段为患者提供服务	—	—	—
1级	应用信息化为门急诊或住院患者提供部分服务	4	8/13	10
2级	医院内部的智慧服务初步建立	6	6/11	20
3级	联通医院内外的智慧服务初步建立	8	4/9	30
4级	医院智慧服务基本建立	9	3/8	41
5级	基于医院的智慧医疗健康服务基本建立	9	3/8	51

三、以现代化管理为主线的智慧管理评级

2021年3月,国家卫生健康委员发布《关于印发医院智慧管理分级评估标准体系(试行)的通知》(国卫办医函〔2021〕86号),进一步在电子病历(智慧医疗)与智慧服务的基础上,补足"三位一体"的最后一块拼图,以指导医疗机构科学、规范、全面地开展智慧医院建设,提升医院管理精细化、智能化水平,推进智慧管理工作的进一步深化。

医院智慧管理是"三位一体"智慧医院建设的重要组成部分。为指导医院加强智慧医院建设的顶层设计,充分利用智慧管理工具,提升医院管理精细化、智能化水平,特制定医院智慧管理分级评估标准体系。由于医院管理涉及面广、内容较多,本标准仅针对医院管理的核心内容,从智慧管理的功能和效果两个方面进行评估,评估结果分为0级至5级。分级原则如下:

0级:无医院管理信息系统。手工处理医院管理过程中的各种信息,未使用信息系统。

1级:开始运用信息化手段开展医院管理。使用信息系统处理医院管理的有关数据,所使用的软件为通用或专用软件,但不具备数据交换共享功能。

2级:初步建立具备数据共享功能的医院管理信息系统。在管理部门内部建立信息处理系统,数据可以通过网络在部门内部各岗位之间共享并进行处理。

3级:依托医院管理信息系统实现初级业务联动。管理部门之间可以通过网络传送数据,并采用任意方式(如界面集成、调用信息系统数据等)获得本部门之外所需的数据。本部门信息系统的数据可供其他部门共享使用,信息系统能够依据基础字典库进行数据交换。

4级:依托医院管理信息系统实现中级业务联动。通过数据接口方式实现医院管理、医疗、护理、患者服务等主要管理系统(如会计、收费、医嘱等系统)数据交换。管理流程中,信息系统实现至少1项业务数据的核对与关联检查功能。

5级:初步建立医院智慧管理信息系统,实现高级业务联动与管理决策支持功能。各管

理部门能够利用院内的医疗、护理、患者服务、运营管理等系统,完成业务处理、数据核对、流程管理等医院精细化管理工作。建立医院智慧管理数据库,具备管理指标自动生成、管理信息集成展示、管理工作自动提示等管理决策支持功能。

四、以构筑技术底座为要义的互联互通测评

2020 年 7 月,国家卫生健康委员会统计信息中心印发《关于印发医院信息互联互通标准化成熟度测评方案(2020 年版)的通知》(国卫统信便函〔2020〕30 号),同时在此前标准版本的基础上进行了更新,指导各级医疗信息标准化建设,推进医疗健康信息互联互通和共享协同,进一步规范信息互联互通标准化成熟度测评工作开展。

为指导各地区域卫生和医院信息标准化建设,推进医疗健康信息互联互通和共享协同,规范区域和医院信息互联互通标准化成熟度测评工作开展,国家卫生健康委员会统计信息中心印发了《区域全民健康信息互联互通标准化成熟度测评方案(2020 年版)》和《医院信息互联互通标准化成熟度测评方案(2020 年版)》。

国家医疗健康信息互联互通标准化成熟度测评分为区域和医院两部分,根据统一的测评方案、测试规范,依托具有自主知识产权的测评管理信息系统、标准符合性测试工具,构建了一套科学、系统的信息互联互通标准化成熟度分级评价技术体系和方法。其中医院测评的对象为各医疗机构组织建设的以电子病历和医院信息平台为核心的医院信息化项目,旨在促进卫生健康信息标准的采纳、实施和应用,推动医疗卫生服务与管理系统的标准化建设,促进电子健康档案在区域、医疗机构之间的信息交换、整合和共享,实现业务协同,为国家、省级、地市、区县四级平台和医疗机构之间的标准化互联互通提供技术保障。

正因为互联互通标准化成熟度测评的实用性,对于医院等医疗机构实际的建设指引性是非常强的,即其本身具备了"以评促建、以评促改、以评促用"的三大原则,对于指导医院如何利用测评的机会来修炼"内功"也十分明确:

以评促建。互联互通测评标准其实是一套完整的医疗健康信息互联互通标准与技术体系,医疗机构通过研究和学习互联互通成熟度测评标准,结合本医院发展战略,构建医院卫生健康信息化顶层架构。抓住医院信息化建设的主动权,避免陷入被系统厂商牵着鼻子走的被动境地。

以评促改。医疗机构通过开展或参加互联互通建设和测评,对标测评标准全面梳理、呈现和审视医疗机构在基础硬件网络建设、信息化业务系统建设、信息标准化建设、信息安全性建设、业务流程优化等方面的现状,查找离目标级别的差距,从而诊断梳理信息化建设过程中存在问题,进一步完善和建设,提升医院管理和服务整体水平。

以评促用。以评促用指的是医疗机构通过开展或参加互联互通成熟度建设和测评,做到全员参与、深度培训、挖掘需求、优化流程、丰富功能,提升信息系统的可用性、灵活性、易用性,从而进一步提升医疗机构信息化的覆盖率和使用率。

按照以上"以评促建、以评促改、以评促用"的原则,测评工作自 2012 年启动以来,已经成为各级医疗卫生机构指导和开展医院信息化建设的有力工作抓手和科学技术指南。新版

测评方案在总结往年工作经验的基础上,结合卫生健康信息化建设新需求、新技术应用情况,强化了分级管理机构职责,明确建立定量测试和定性评价两支专家队伍,修订了测评流程,补充完善了测评指标,提升了测评方案的科学性和指导性,将从2021年起正式施行。

医院信息互联互通测评的应用效果评价分为7个等级,由低到高依次为一级、二级、三级、四级乙等、四级甲等、五级乙等、五级甲等(表7-4),每个等级的要求由低到高逐级覆盖累加,即较高等级包含较低等级的全部要求。

表 7-4 医院信息互联互通标准化成熟度分级方案

等　级	分　级　要　求
一级	部署医院信息管理系统; 住院部分电子病历数据符合国家标准
二级	部署医院信息管理系统; 门(急)诊部分电子病历数据符合国家标准
三级	实现电子病历数据整合; 建成独立的电子病历共享文档库,住院部分电子病历共享文档符合国家标准; 实现符合标准要求的文档注册、查询服务; 公众服务应用功能数量不少于3个; 连通的外部机构数量不少于3个
四级乙等	门(急)诊部分电子病历共享文档符合国家标准; 实现符合标准要求的个人、医疗卫生人员、医疗卫生机构注册、查询服务; 在医院信息整合的基础上,实现公众服务应用功能数量不少于11个、医疗服务应用功能数量不少于5个、卫生管理应用功能数量不少于10个; 连通的业务系统数量不少于15个; 连通的外部机构数量不少于3个
四级甲等	建成较完善的基于电子病历的医院信息平台; 建成基于平台的独立临床信息数据库; 基于平台实现符合标准要求的交互服务,增加对就诊、医嘱、申请单和部分状态信息交互服务的支持; 基于医院信息平台,实现公众服务应用功能数量不少于17个、医疗服务应用功能数量不少于14个、卫生管理应用功能数量不少于17个; 提供互联网诊疗服务,开始临床知识库建设,在卫生管理方面提供较为丰富的辅助决策支持; 连通的业务系统数量不少于31个; 连通的外部机构数量不少于5个
五级乙等	法定医学报告及健康体检部分共享文档符合国家标准; 增加对预约、术语、状态信息交互服务的支持; 平台实现院内术语和字典的统一,实现与上级平台基于共享文档形式的交互; 实现公众服务应用功能数量不少于27个、医疗服务应用功能数量不少于30个;

续表

等　级	分　级　要　求
五级乙等	提供较为完善的互联网诊疗服务,初步实现基于平台的临床决策支持、闭环管理、大数据应用; 平台初步实现与上级信息平台的互联互通; 连通的外部机构数量不少于7个
五级甲等	通过医院信息平台能够与上级平台进行丰富的交互,实现医院与上级术语和字典的统一; 基于平台提供较为完善的临床决策支持、闭环管理,实现丰富的人工智能和大数据应用。 平台实现丰富的跨机构的业务协同和互联互通应用; 连通的外部机构数量不少于9个

一级是对采纳、应用电子病历数据标准的基本要求,医疗机构的住院电子病历数据应符合标准中对数据元属性的要求。

二级是在满足一级要求的基础上,增加了对门(急)诊电子病历数据的要求,电子病历数据完全符合标准要求,为规范电子病历数据的传输和共享提供标准数据。

三级是在满足二级要求的基础上,增加对住院电子病历共享文档、文档注册查询交互服务的符标要求,标准化要求从单纯的数据维度扩展到包括共享文档、交互规范、技术架构、基础设施、应用效果的多维度,是从数据采集到数据应用的进一步规范,并要求建成独立的电子病历共享文档库,实现电子病历数据整合。

四级乙等是在满足三级要求的基础上,增加对门(急)诊电子病历共享文档和个人、医疗卫生人员、医疗卫生机构注册、查询服务的符标要求,初步实现全院信息整合并提供公众、医疗、管理等方面的应用功能,并进一步规范了技术架构、基础设施、应用效果等内容。

四级甲等是在满足四级乙等要求的基础上,建成较完善的基于电子病历的医院信息平台和基于平台的独立临床信息数据库,提供基础的互联网诊疗服务,开始临床知识库建设,在卫生管理方面提供较为丰富的辅助决策支持,业务系统建设较为丰富并实现基于平台的连通,公众、医疗、管理等方面的应用功能要求基于平台实现,并进一步规范了技术架构、基础设施、应用效果等内容。

五级乙等是在满足四级甲等要求的基础上,法定医学报告及健康体检共享文档符合标准,平台实现院内术语和字典的统一,实现与上级平台基于共享文档形式的交互,提供较为完善的互联网诊疗服务,初步实现基于平台的临床决策支持、闭环管理、大数据应用,医院信息平台的性能满足接入上级信息平台的要求,初步实现与上级信息平台的互联互通。

五级甲等是在满足五级乙等要求的基础上,医院信息平台实现与上级信息平台进行丰富的交互且医院信息平台的交互服务完全满足医疗机构内部标准化的要求,医院与上级平台实现术语和字典的统一,基于平台提供较为完善的临床决策支持、闭环管理,实现丰富的人工智能和大数据应用,实现丰富的跨机构的业务协同和互联互通应用。

五、其他智慧医院相关评级

早在 2018 年 4 月,国家卫生健康委员会发布《关于印发全国医院信息化建设标准与规范(试行)的通知》(国卫办规划发〔2018〕4 号),在前期《医院信息平台应用功能指引》(国卫办规划函〔2016〕1110 号)和《医院信息化建设应用技术指引》(国卫办规划函〔2017〕1232 号)的基础上,进一步明确医院信息化建设的建设内容和建设要求,为各类医院信息化的建设提供基础指引。

同时,除了以上各项医院信息化的建设标准指引之外,在医院等级评审标准、公立医院绩效考核等工作当中,特别是在个别省份已经将智慧医院的建设要求纳入了相关考核当中。例如,近年来随着《关于印发全国医院上报数据统计分析指标集(试行)的通知》(国卫办规划函〔2019〕383 号)与《关于卫生健康统计工作管理办法(征求意见稿)公开征求意见的通知》等关于信息数据的细化政策的发布,结合在"国考"中对于数据质量与数据广度的愈加重视,基于信息化系统的数据收集实践将变得愈加重要,对于信息标准化顶层统筹来说也将成为重要的"基础设施"建设。

因此,在筹备例如医院等级审批与年度绩效考核过程当中,务必要开始重视信息化的作用,无论是"强要求"下的智慧医院评级过级要求,还是辅助医院进行各类指标的数据监测和信息收集,医院信息化建设在当下将成为一项极其核心的工作。

参考文献

[1] 赵新远.电子病历在美国:各种法案相伴的日子[EB/OL].(2014-12-08)[2023-07-10].https://www.cn-healthcare.com/article/20141208/content-465081.html.

[2] 肖婧婧.电子病历"有效使用"的原则设置[J].中国数字医学,2010(9):1.

[3] 彭磷基.祈福医院质量改进体系实践[J].现代医院,2008,8(4):3.

[4] 汪兆平.民营医院折桂 JCI[J].中国医院院长,2011(2):3.

[5] 浙江大学医学院附属邵逸夫医院.浙江大学医学院附属邵逸夫医院成为我国首家通过国际医院(JCI)评审的公立医院[J].中华医院管理杂志,2007,23(6):1.

[6] 田苗,戴晓娜.基于 JCI 标准优化质量监控指标体系 提升医疗服务质量[EB/OL].(2017-09-15)[2023-08-30].https://m.medsci.cn/article/show_article.do?id=c05211295ef0.